Cuando te sientas mejor

Un regalo para que te recuperes pronto

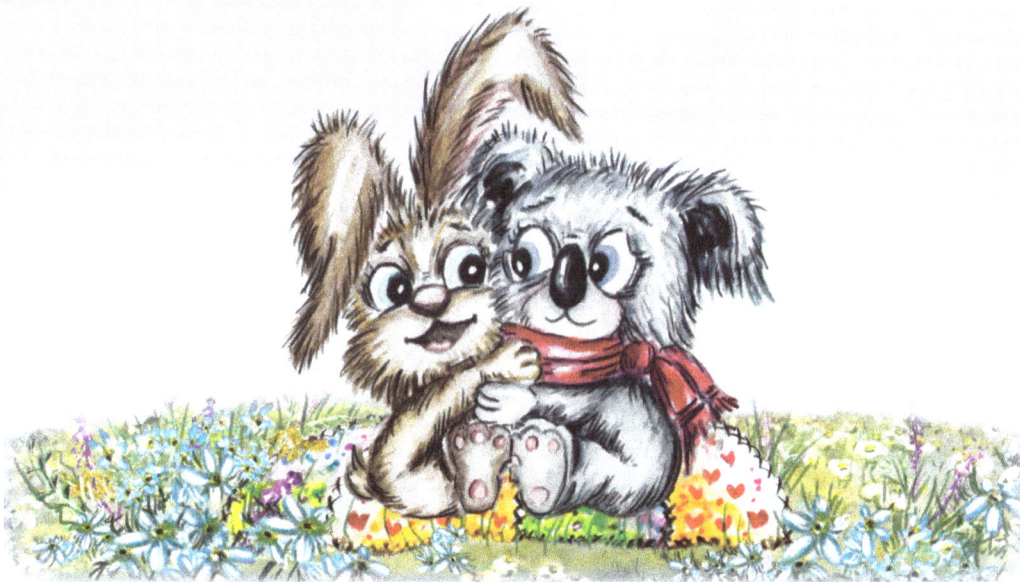

Escrito por **MISTY BLACK**   Ilustrado por **MARINA BATRAK**

Traducido por NATALIA SEPÚLVEDA

Berry Patch Press LLC

berrypatchpress.com

I0105769

Cuando te sientas mejor
Colección Con AMOR

Para obtener permiso de la editorial, visitas escolares y lecturas de cuentos/firmas, contáctenos a mistyblackauthor@gmail.com.

Escrito por Misty Black
Ilustrado por Marina Batrak
Traducido por Natalia Sepúlveda

ISBN tapa rústica: 978-1-951292-41-6
ISBN de tapa dura: 978-1-951292-42-3

Número de control de la Biblioteca del Congreso: 2021932667

Primera Edición 2021

Berry Patch Press LLC

Traducido de la versión en inglés:

When You Feel Better: A Get Well Soon Gift

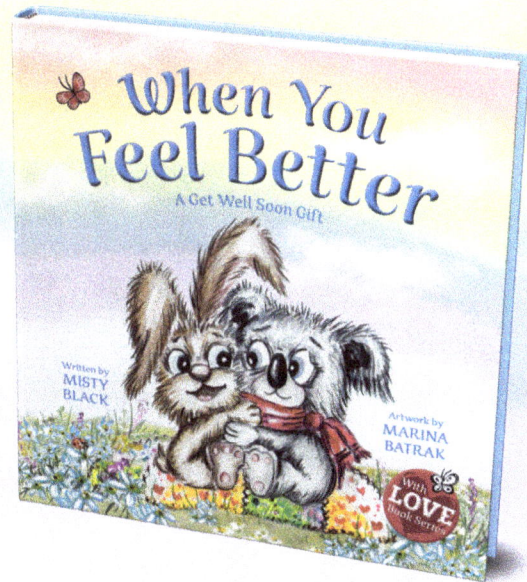

Cuando te sientas mejor

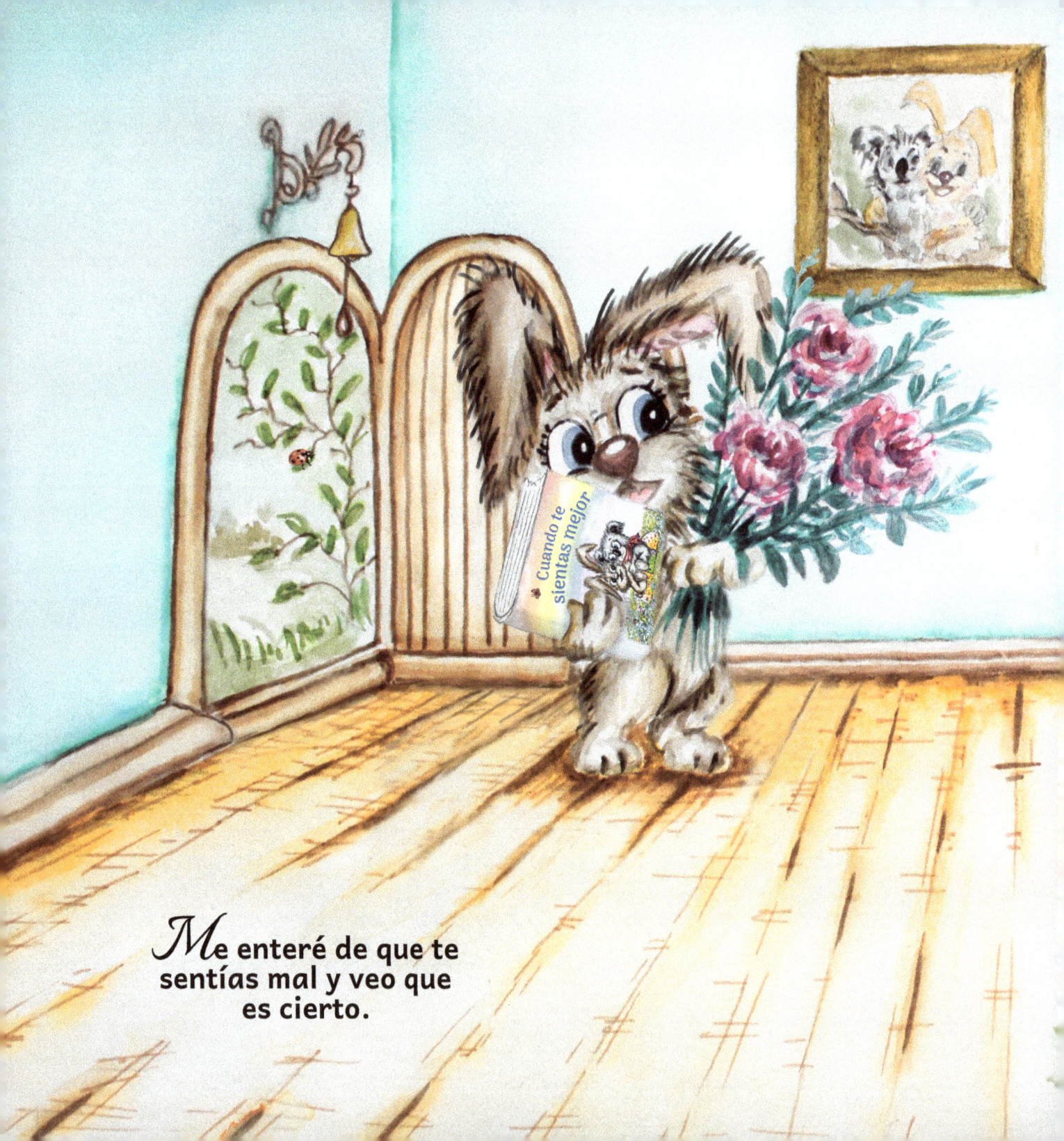

Me enteré de que te sentías mal y veo que es cierto.

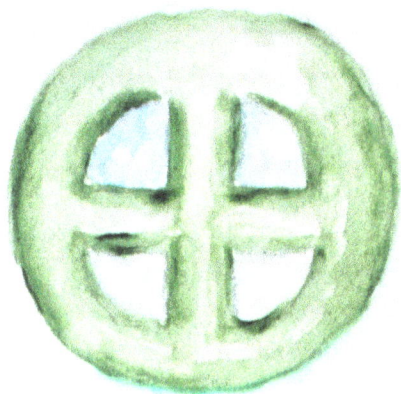

Quiero que sepas que estoy aquí para lo que necesites.

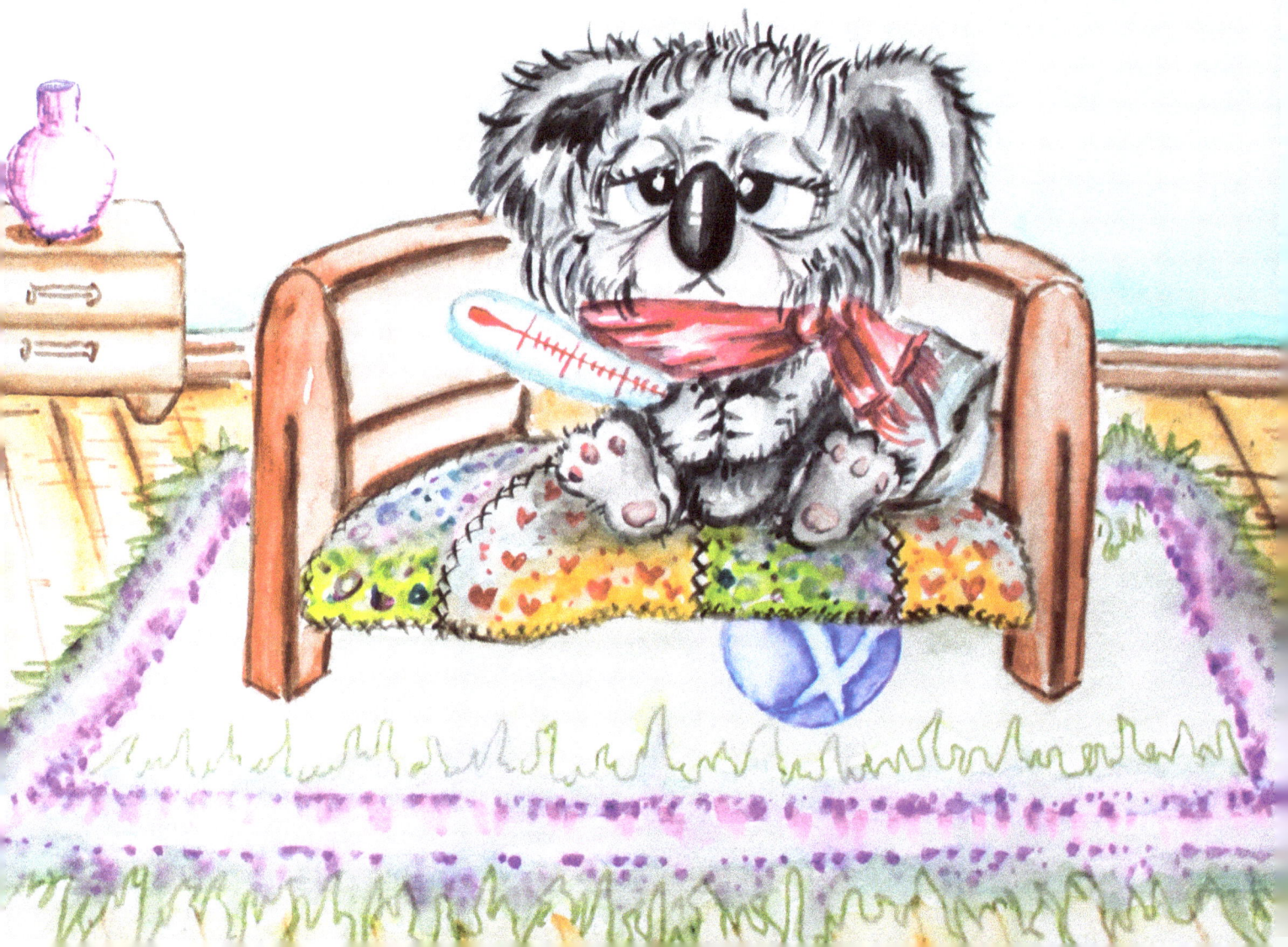

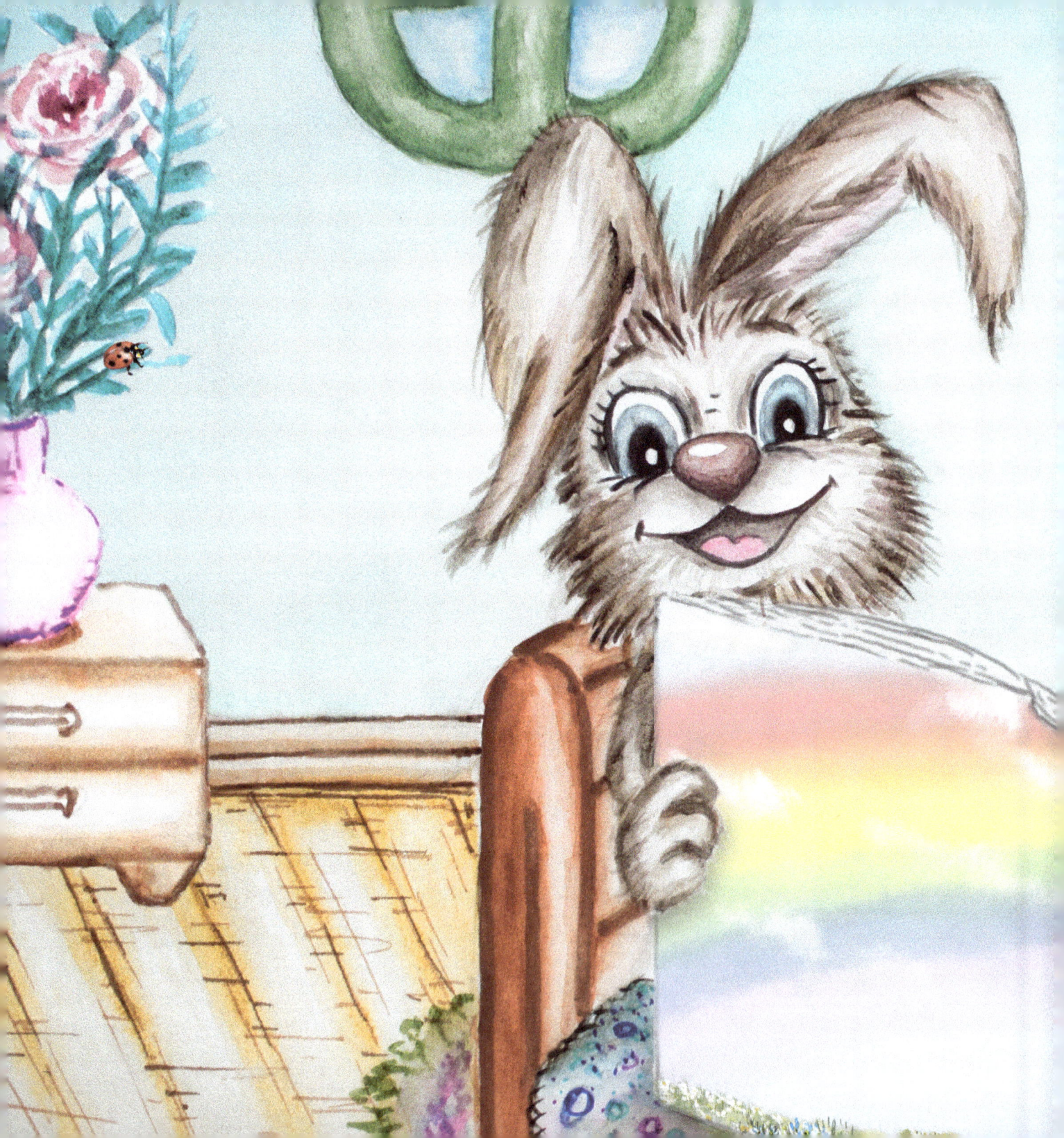

Te traje este libro para mostrarte cuánto me importas. Imagina todas las aventuras que compartiremos cuando te sientas mejor.

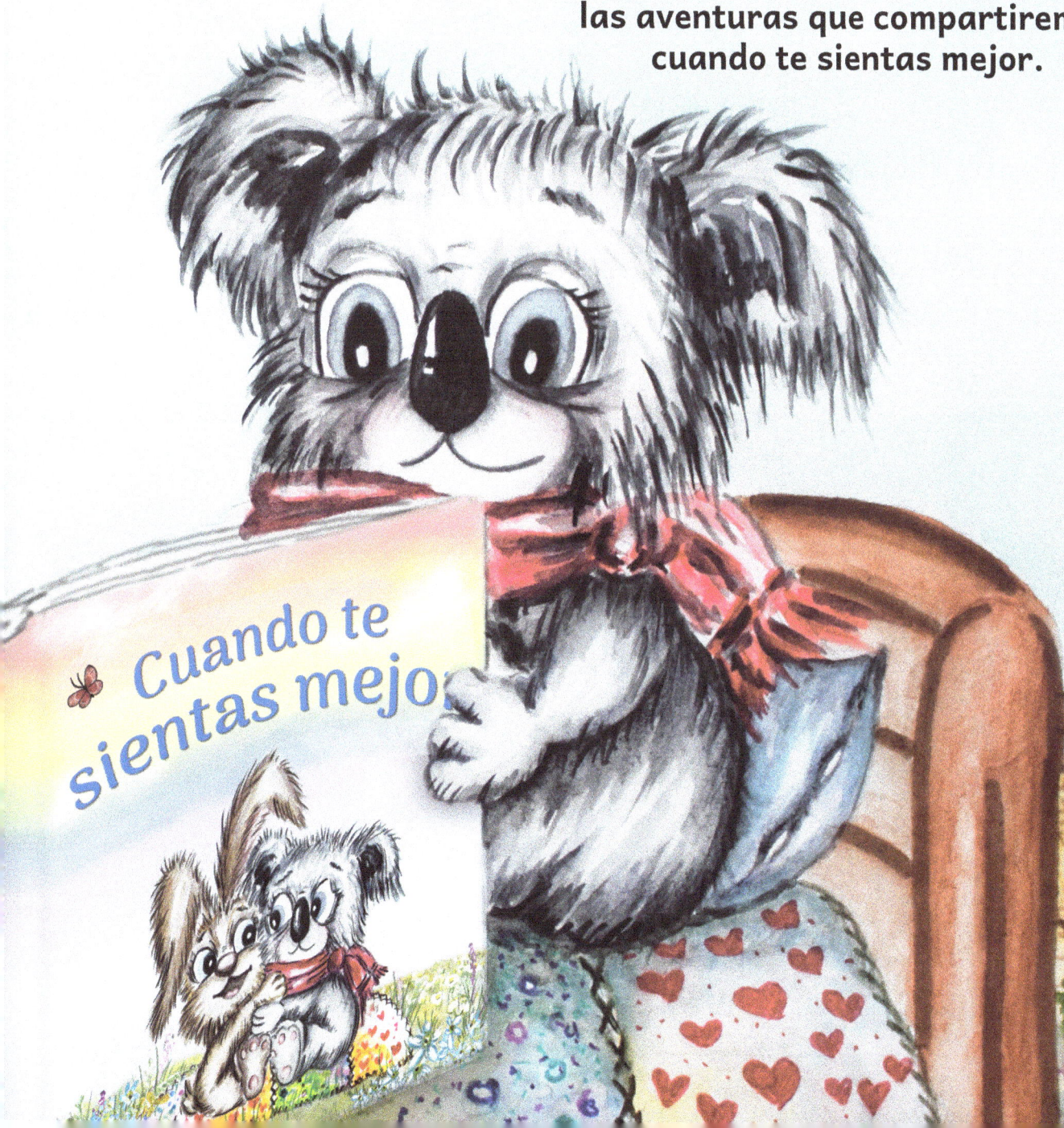

Cuando te sientas mejor

Cuando te sientas mejor, iremos a acampar.

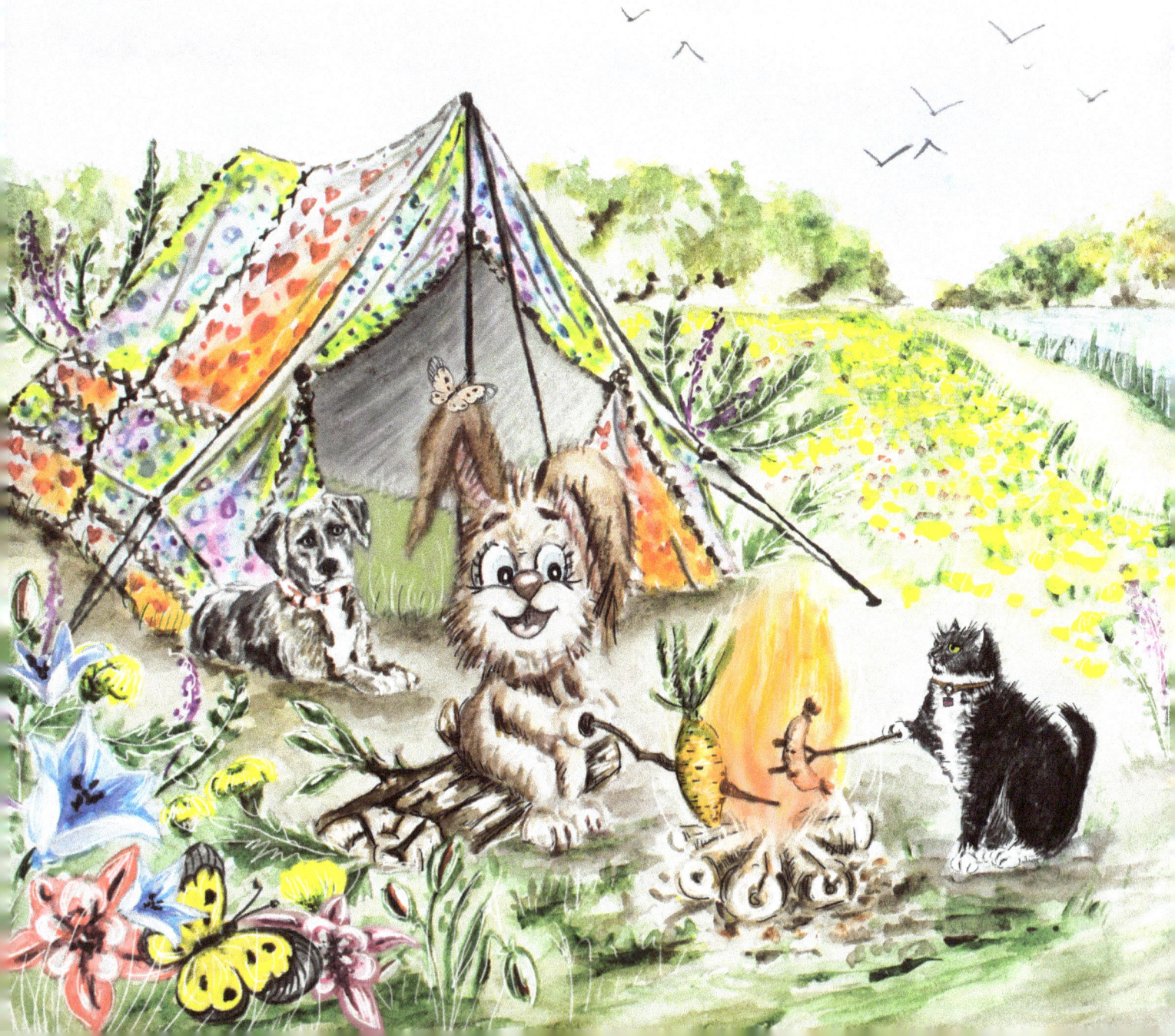

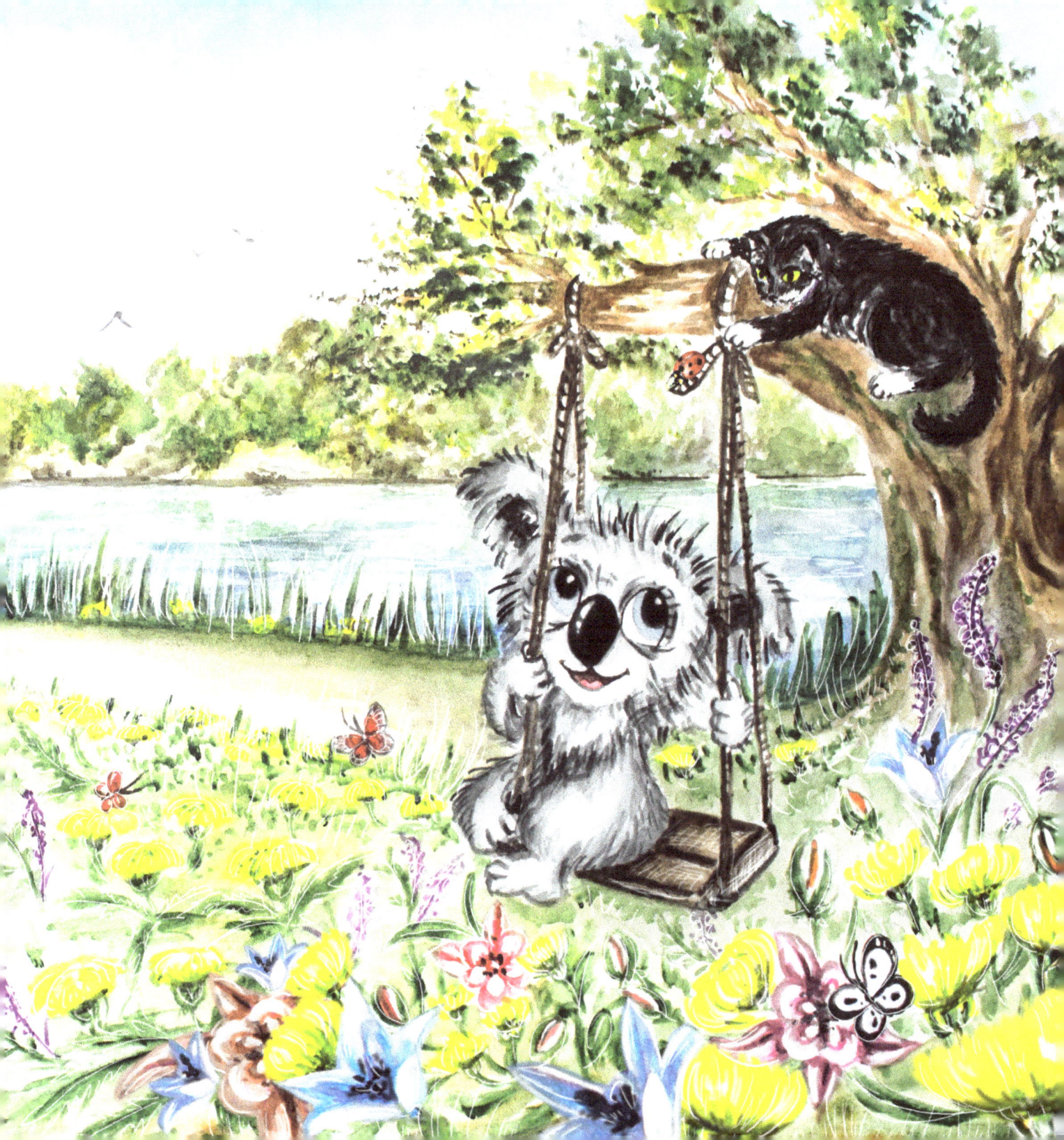

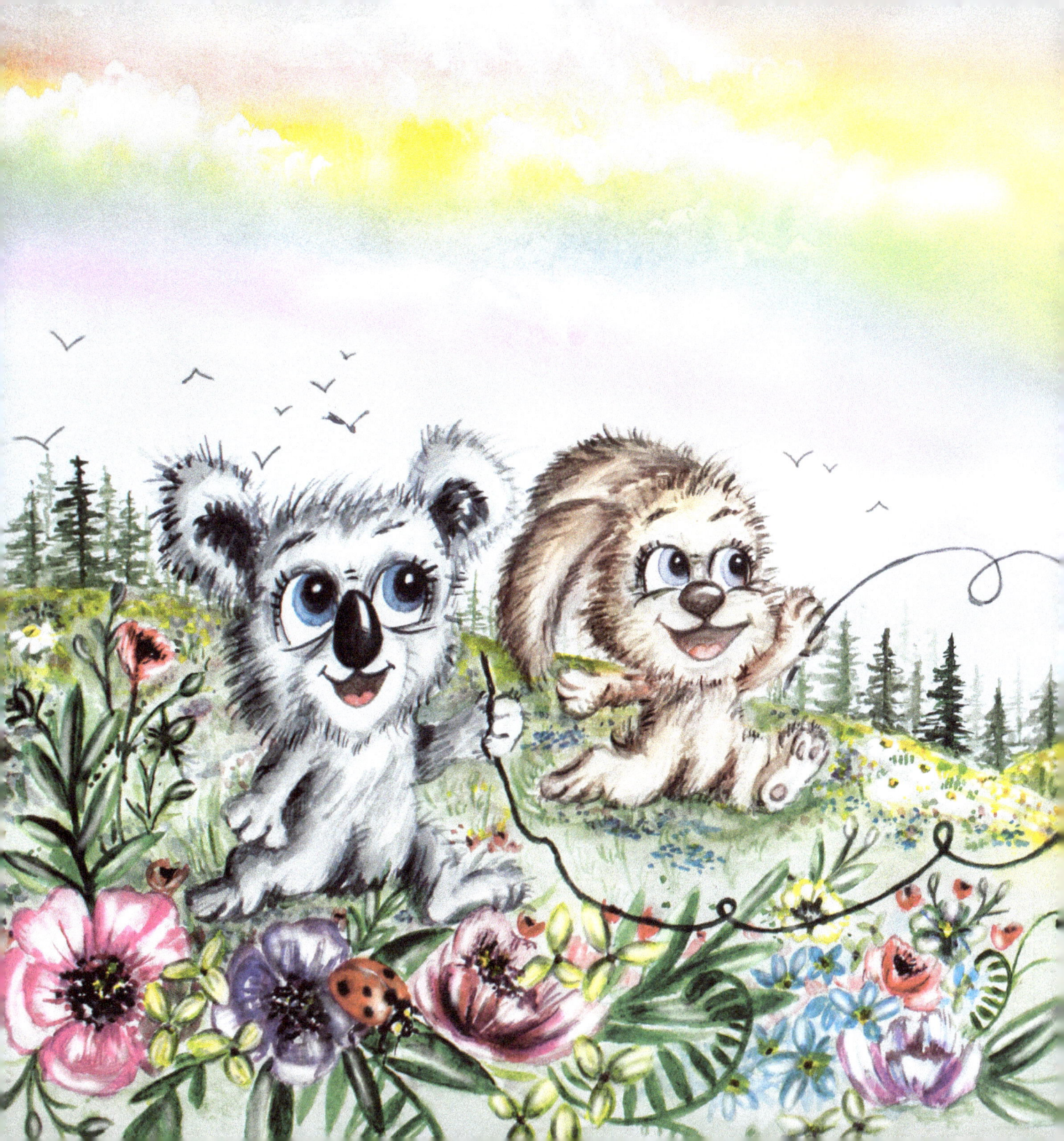

*P*odremos volar nuestras cometas . . .

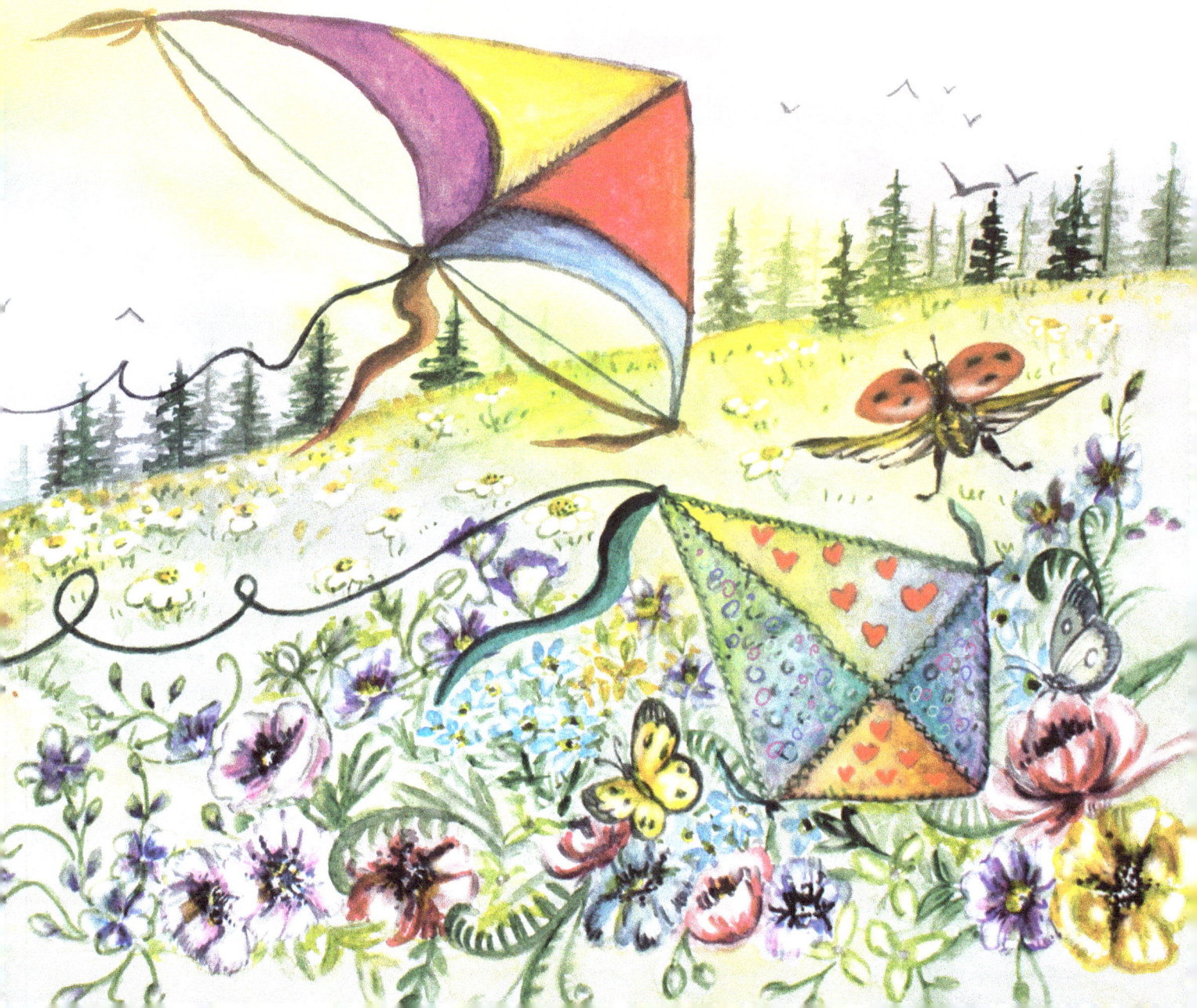

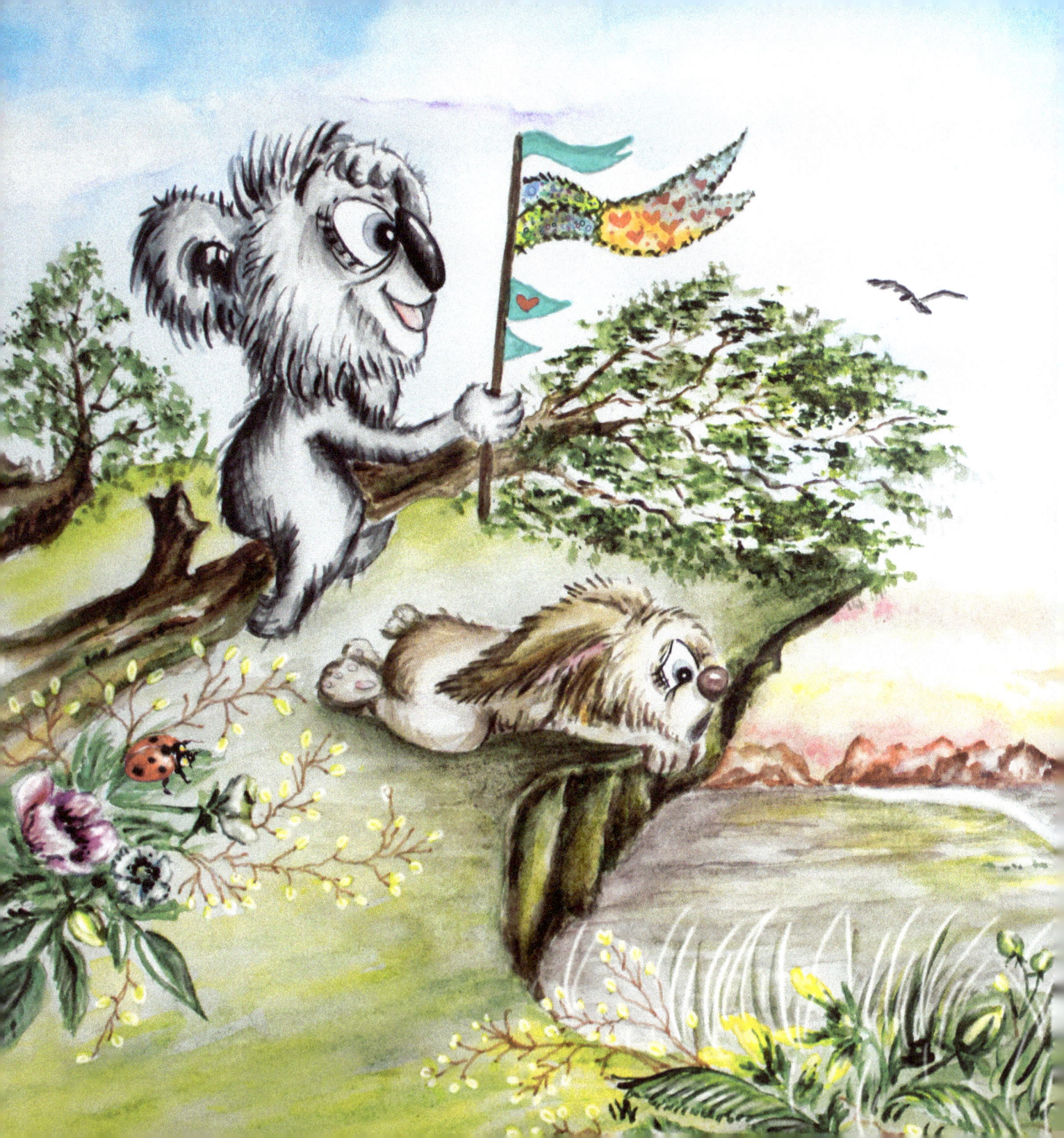

Iremos de excursión a lo alto de las colinas . . .

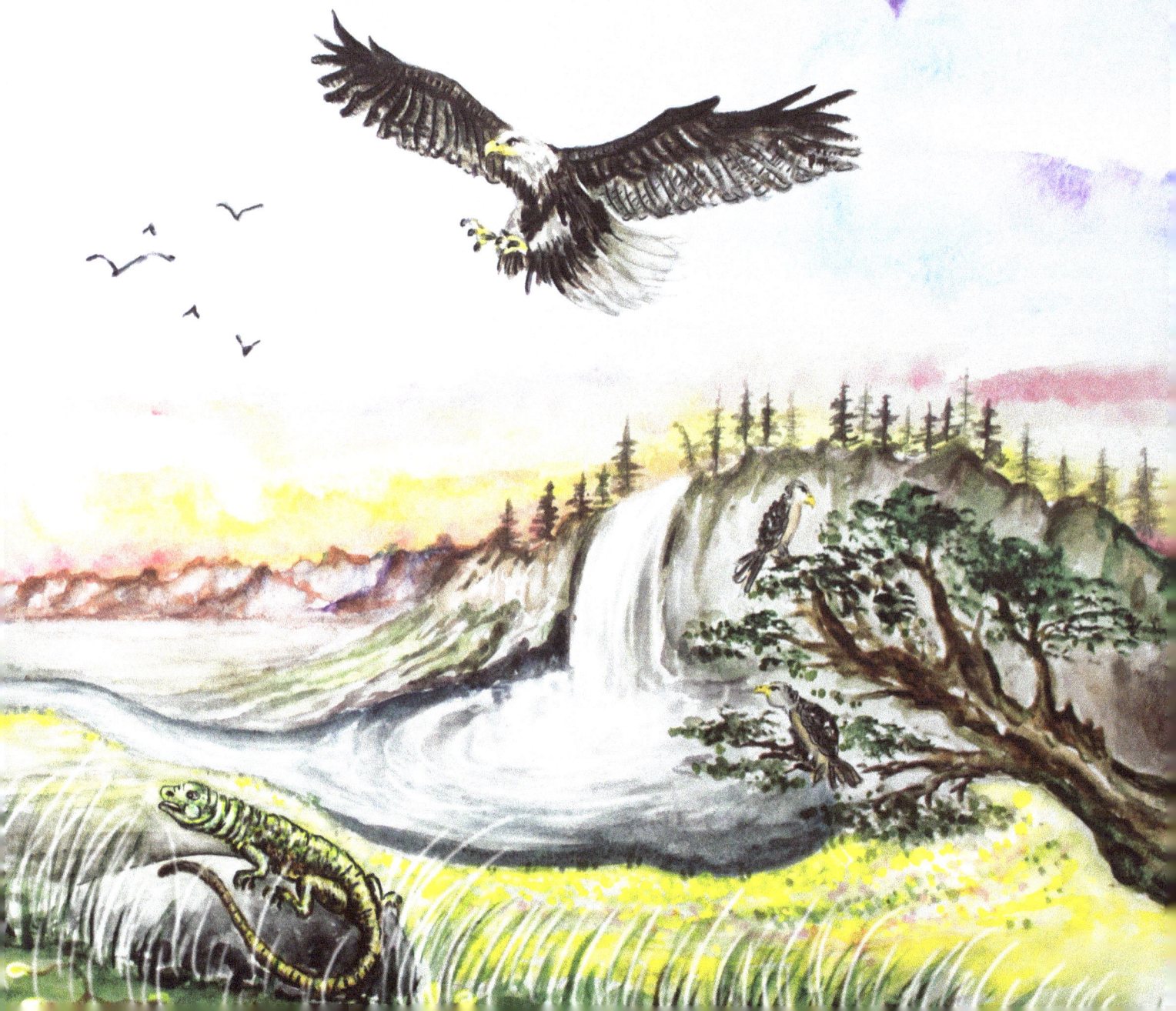

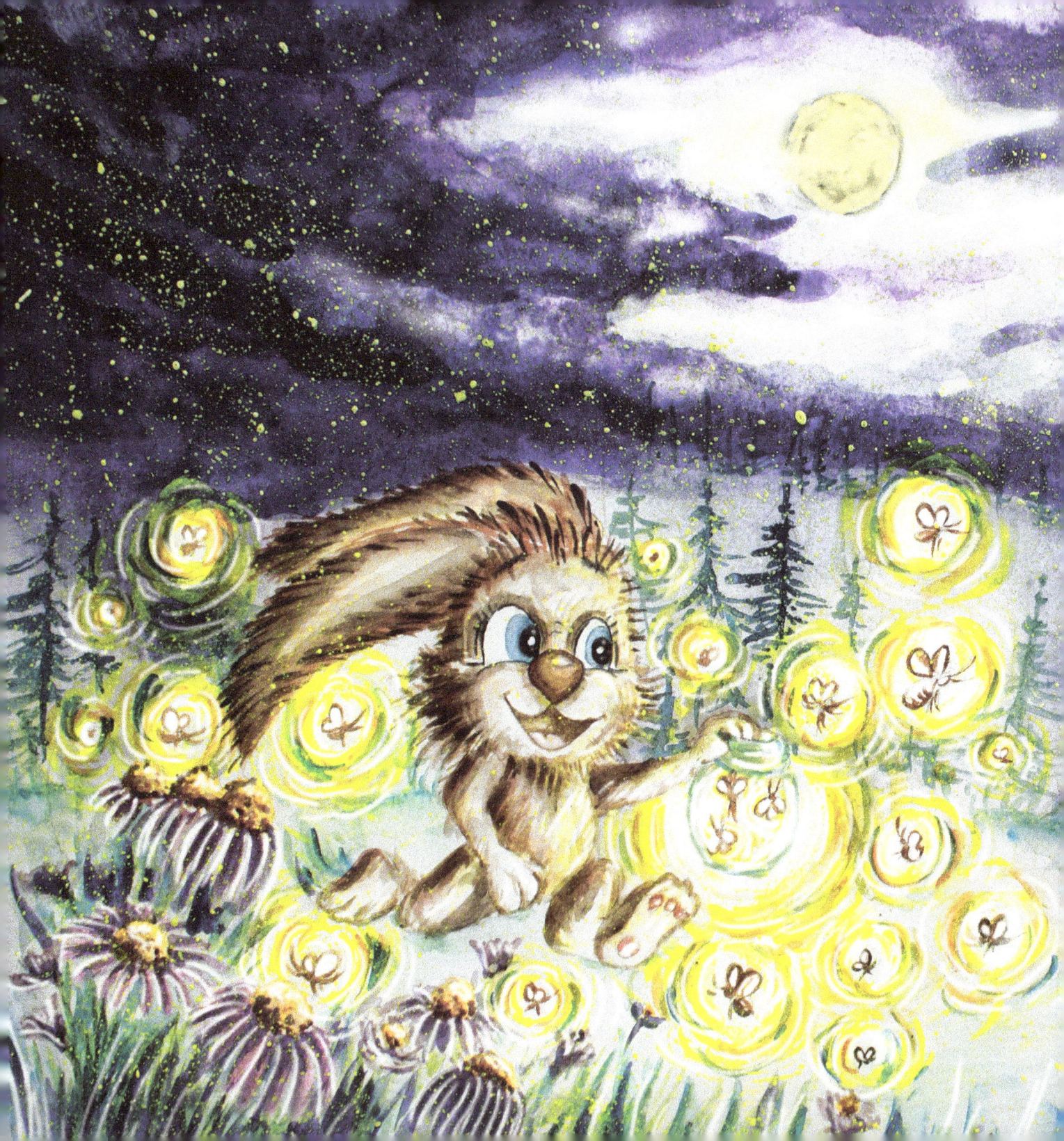

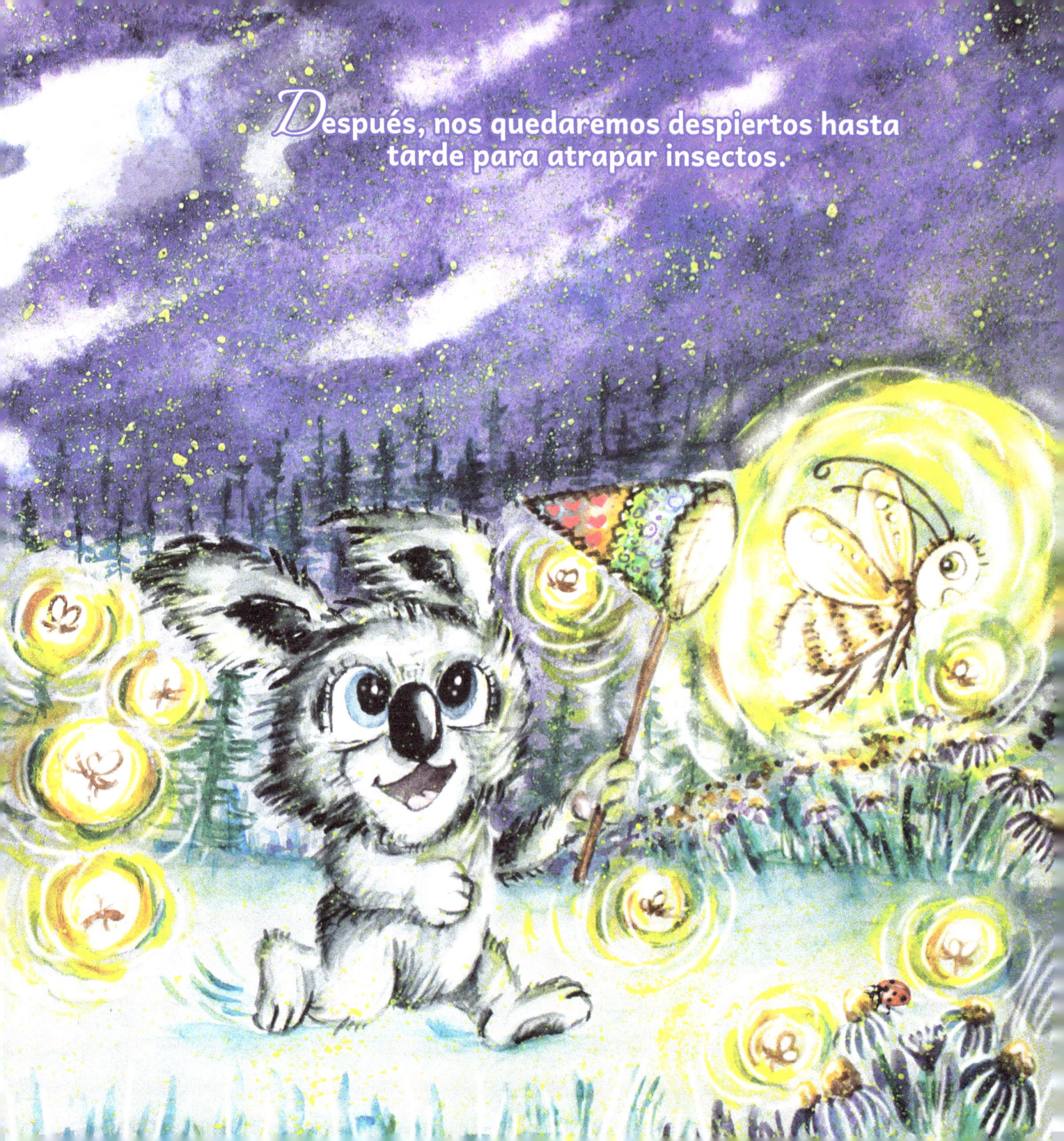

Después, nos quedaremos despiertos hasta tarde para atrapar insectos.

Cuando te sientas mejor, nadaremos en el océano.

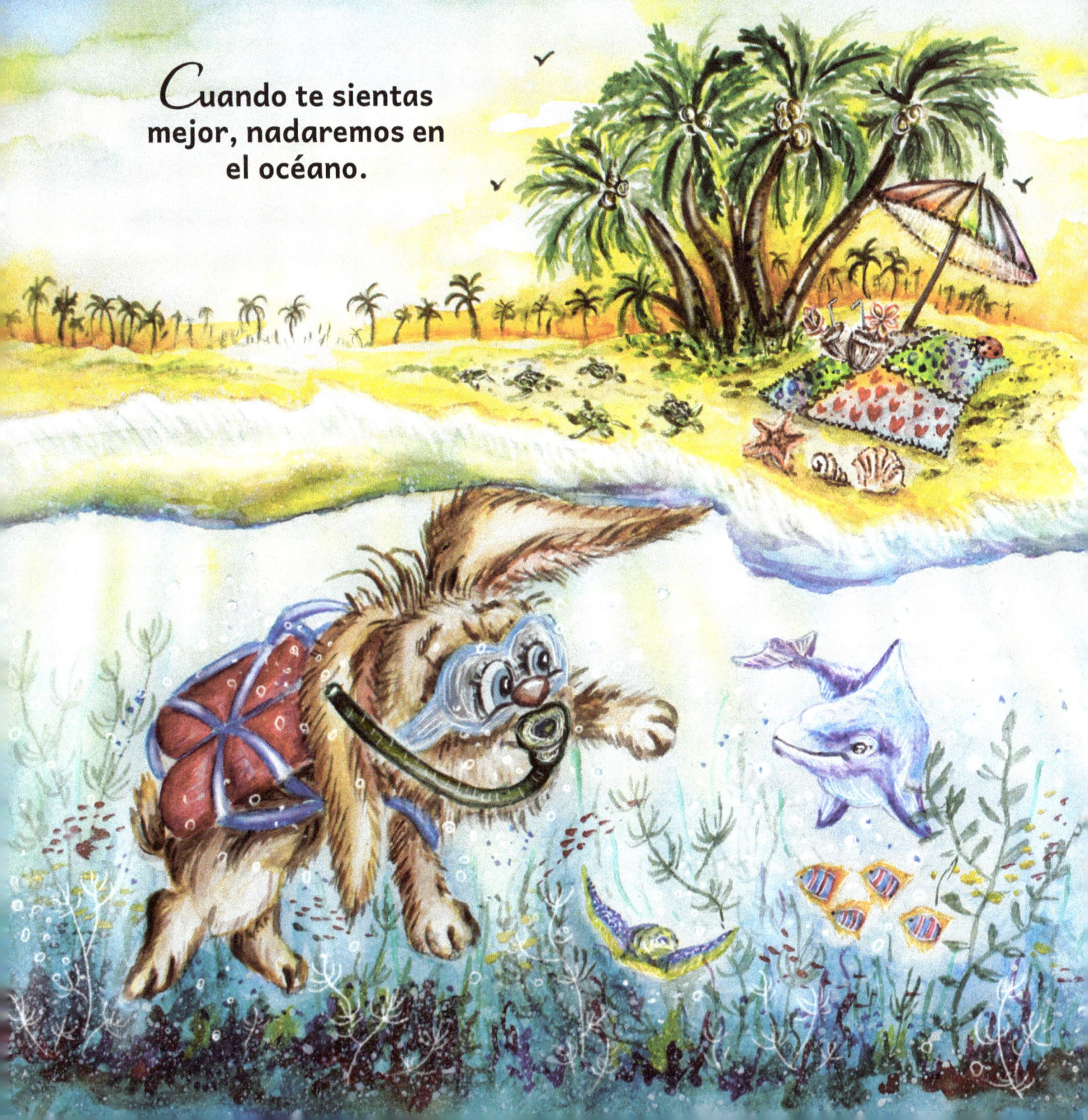

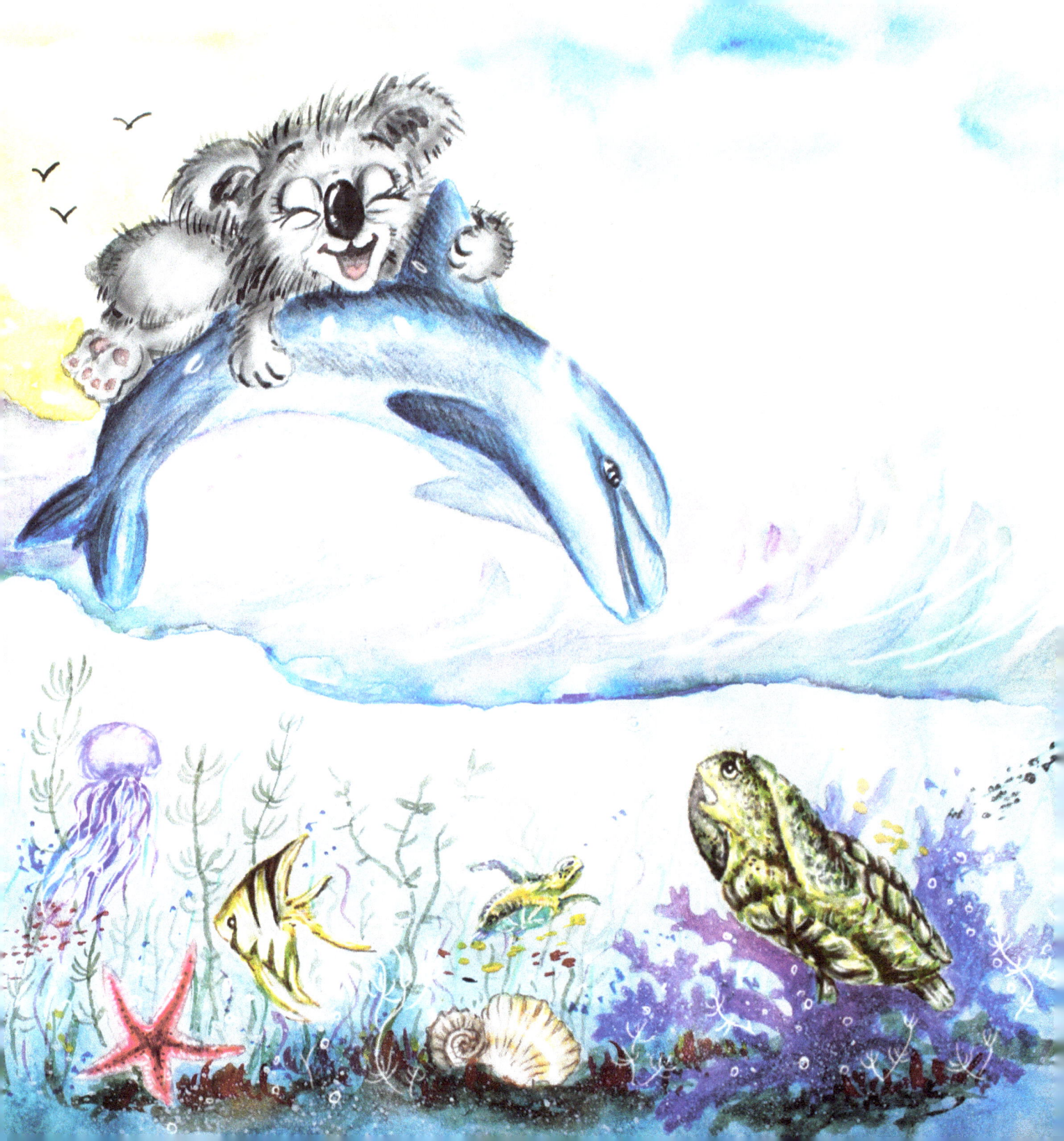

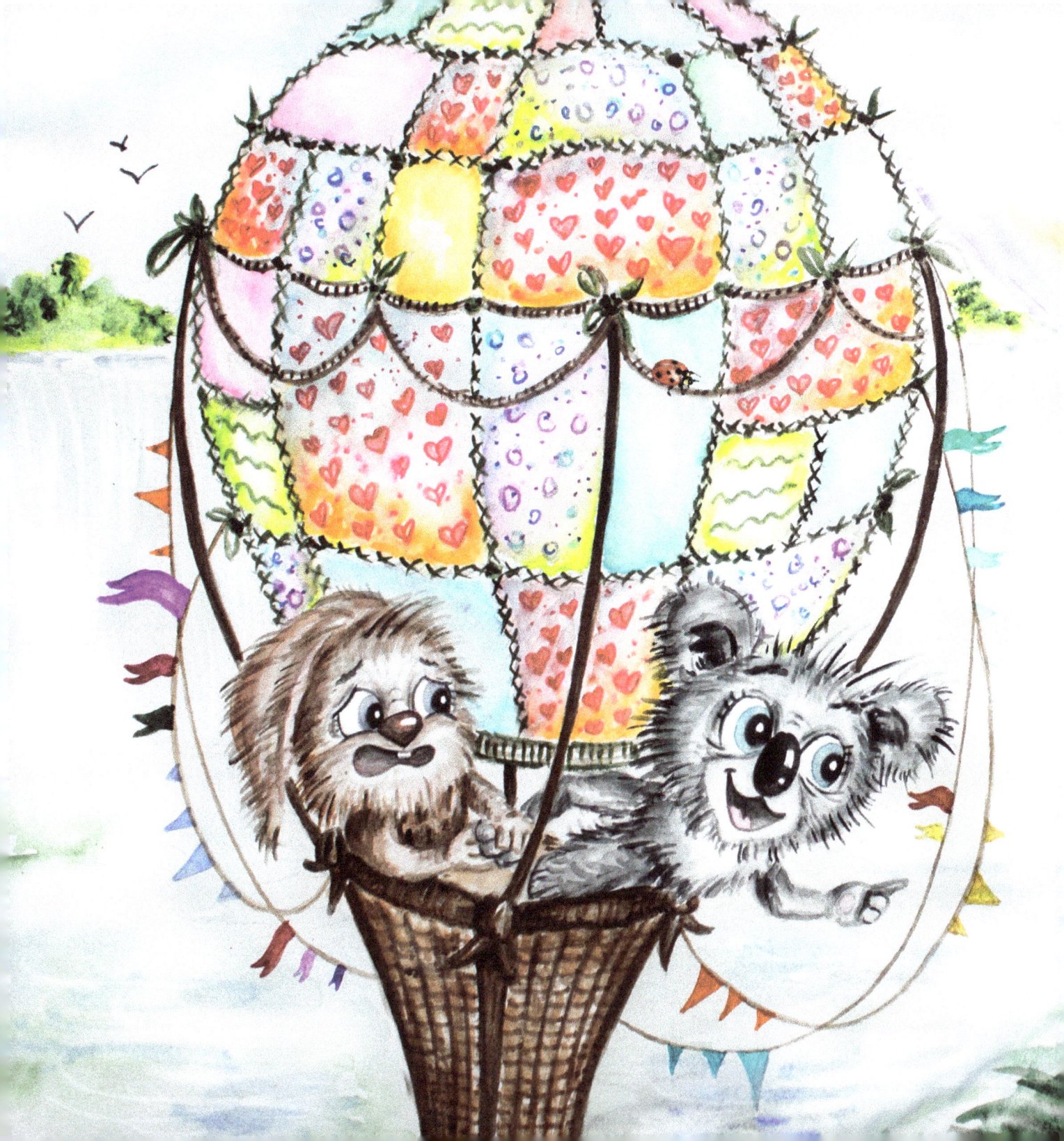

Y luego iremos a dar un paseo en un globo.

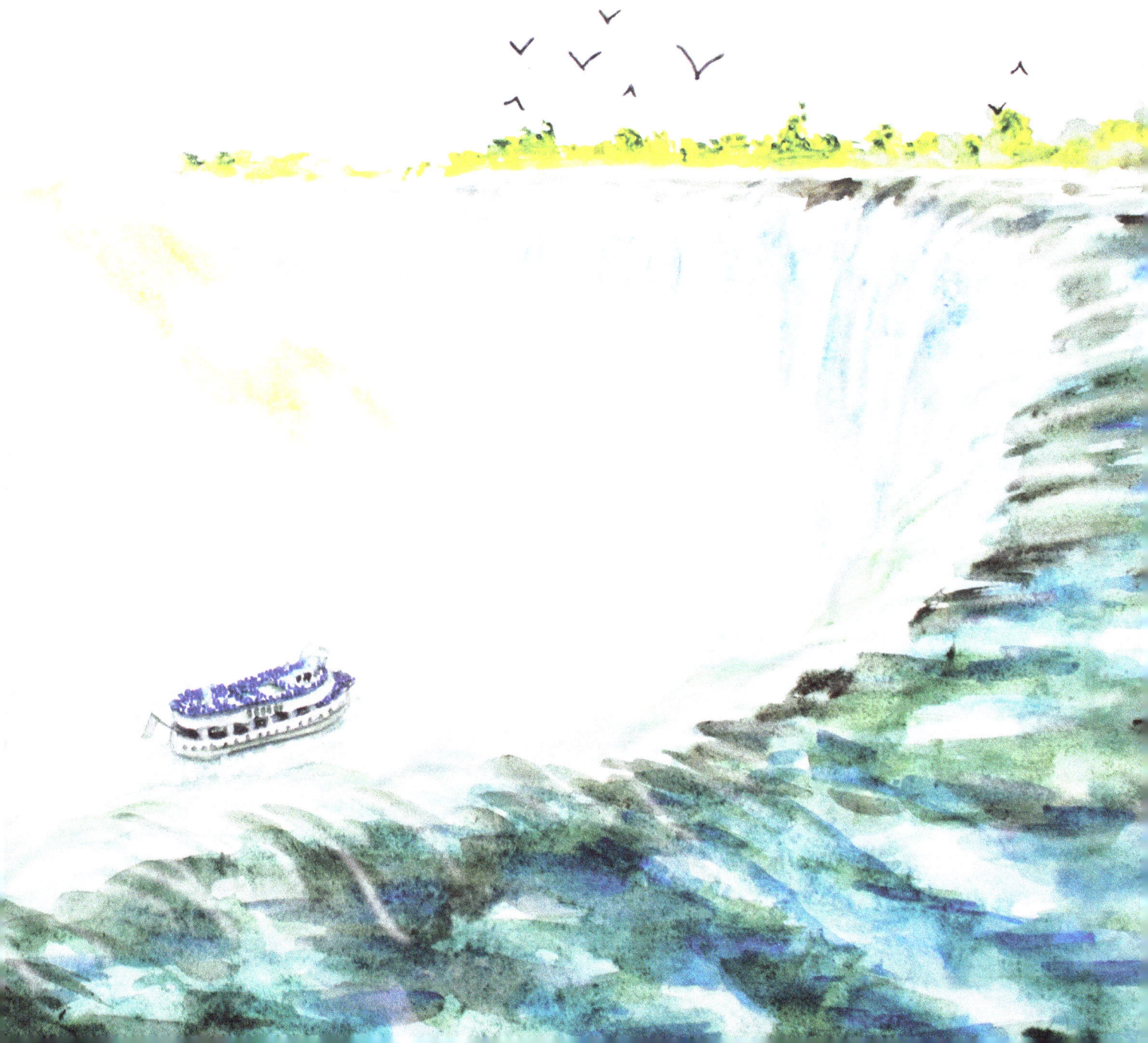

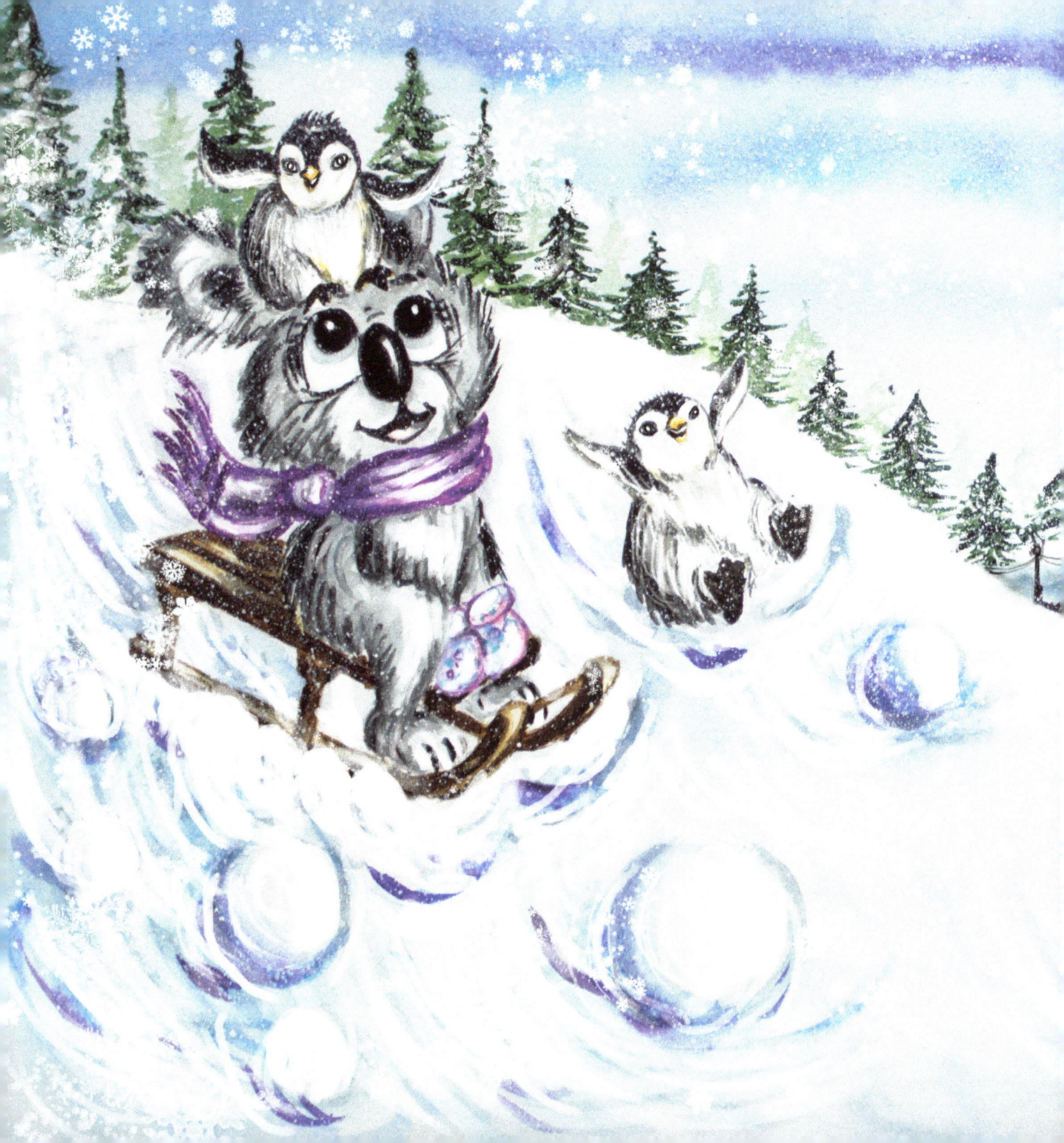

Iremos al norte a pasear en trineo.
¡Llevaré chocolate caliente para no tener tanto frío!

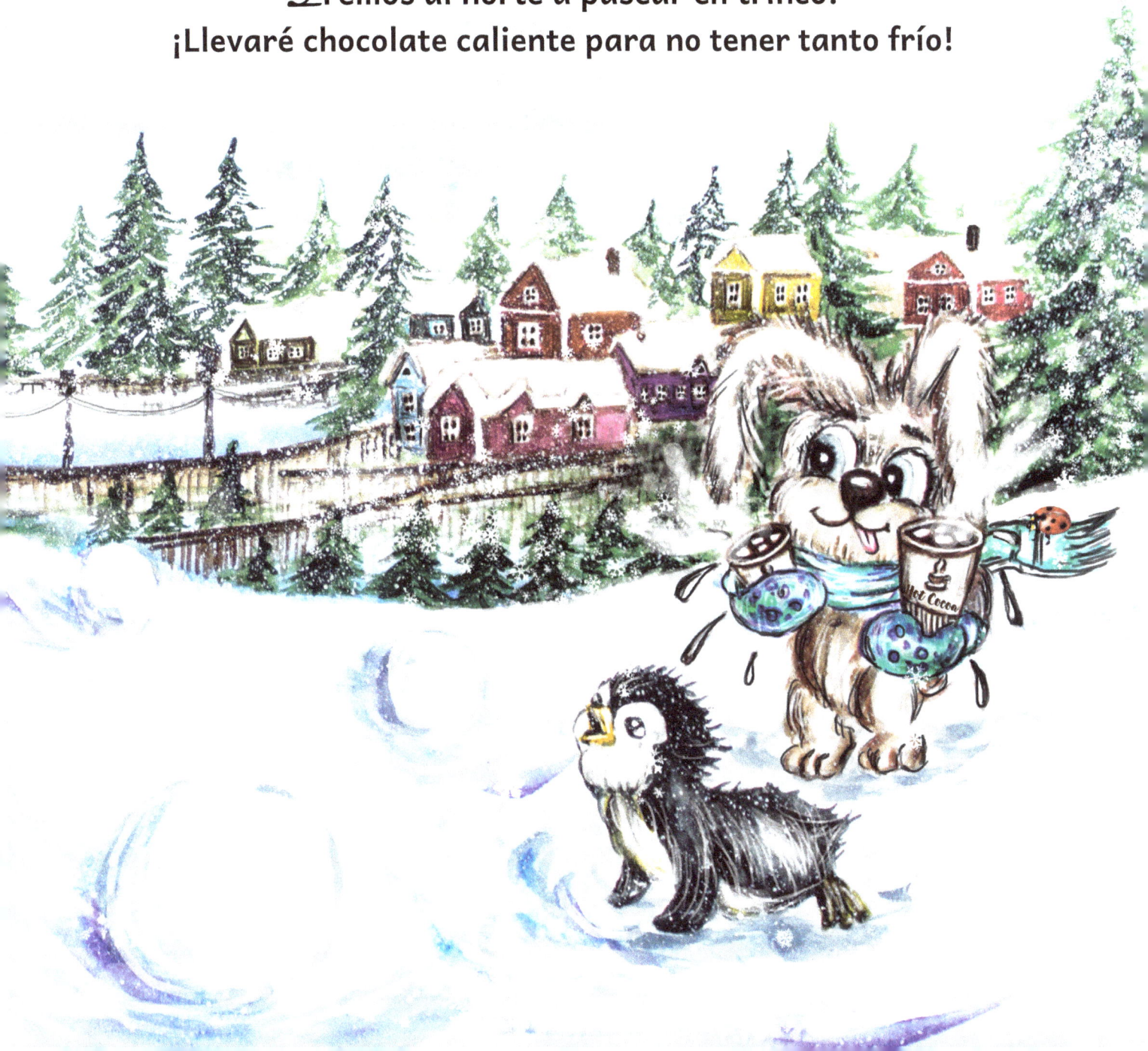

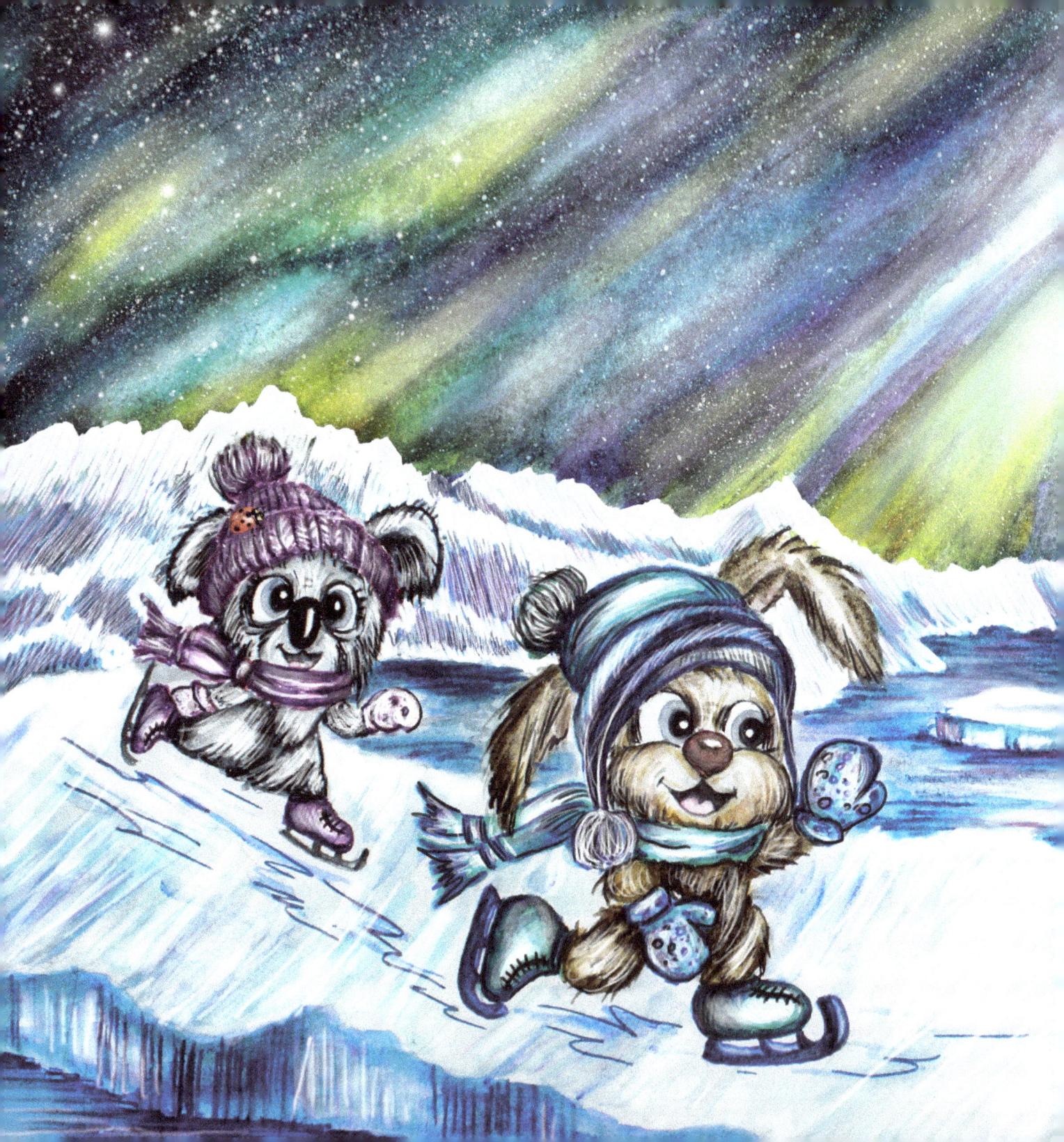

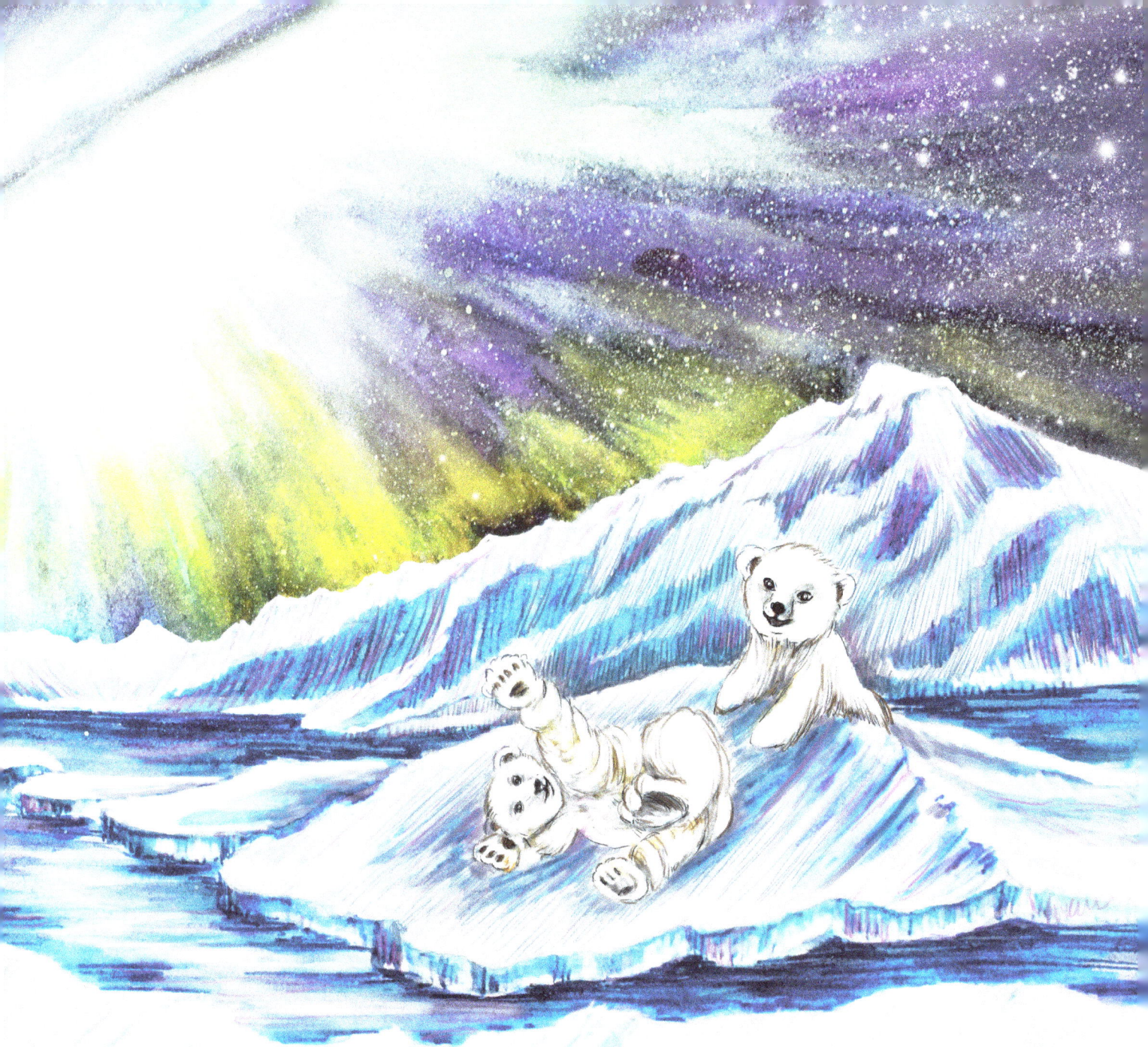

Mientras estemos allí, podremos seguir la luz,
donde las auroras boreales iluminan la noche.

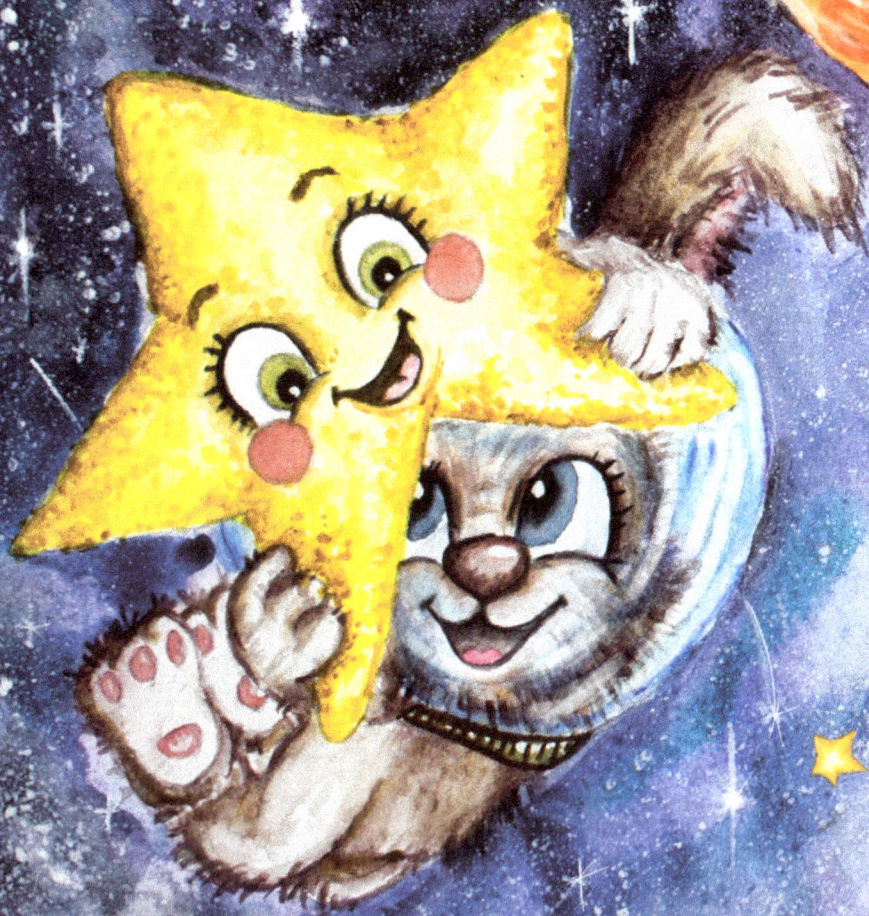

Cuando te sientas
mejor, iremos a Marte
en un cohete.

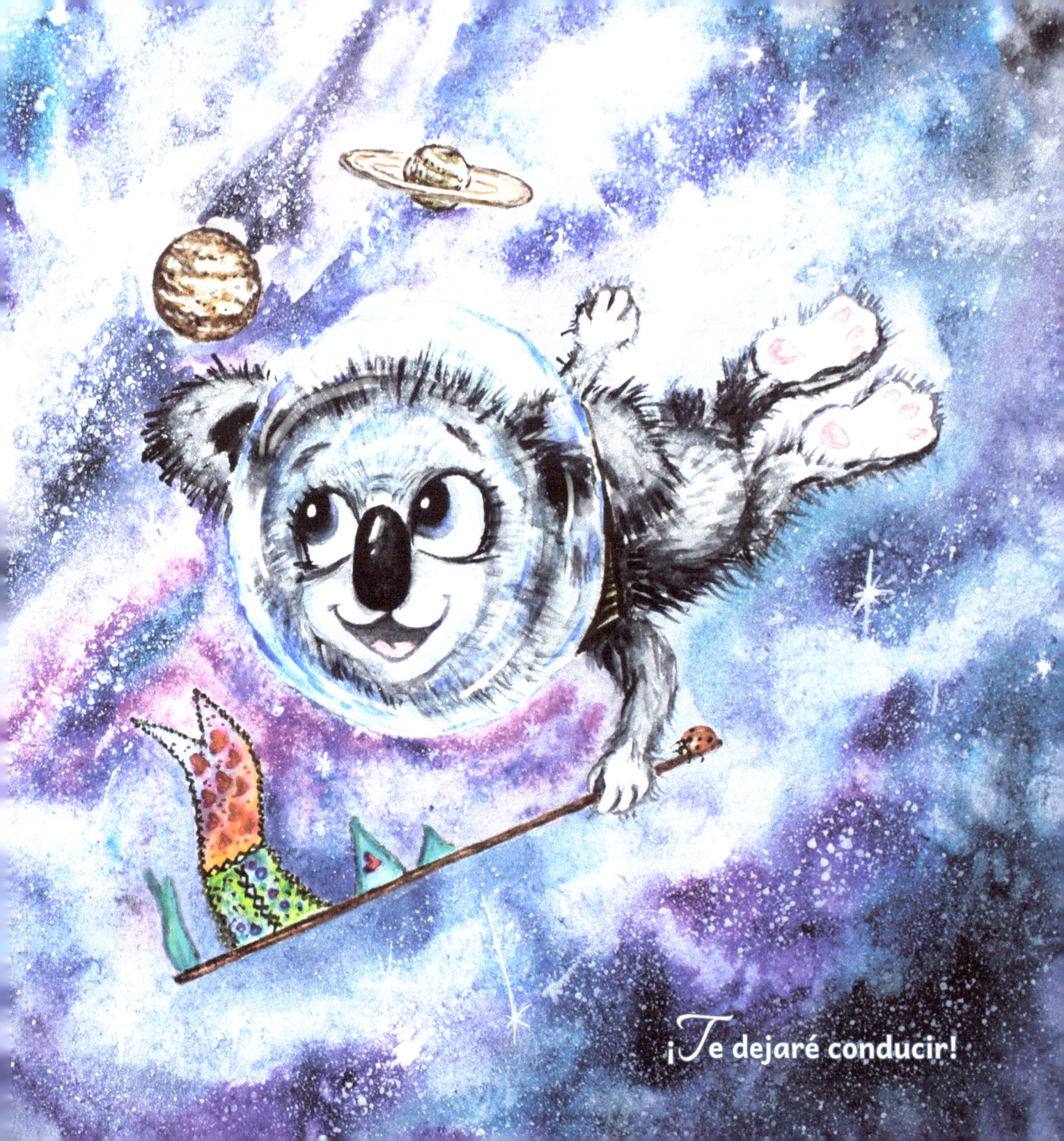

¡Te dejaré conducir!

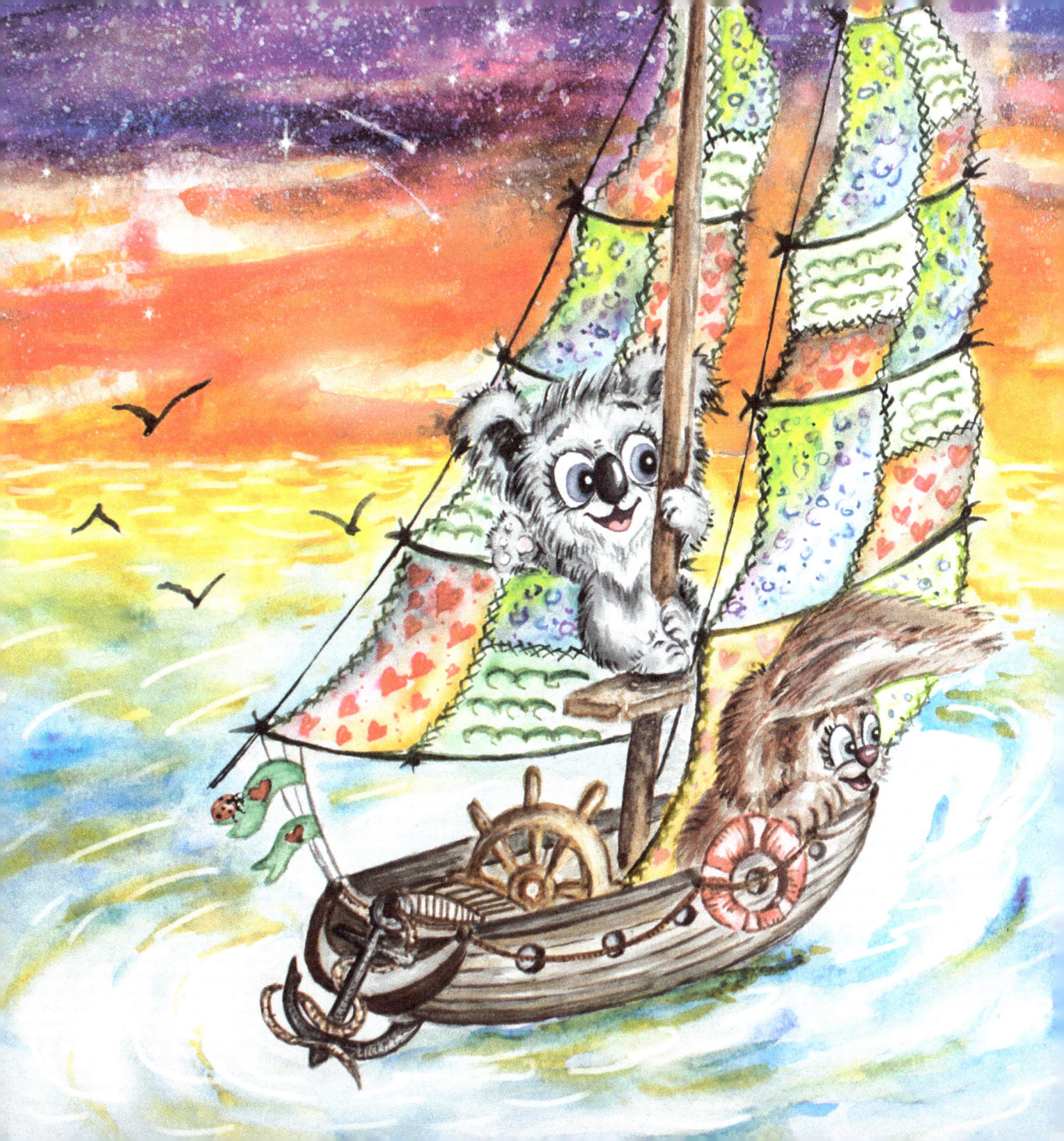

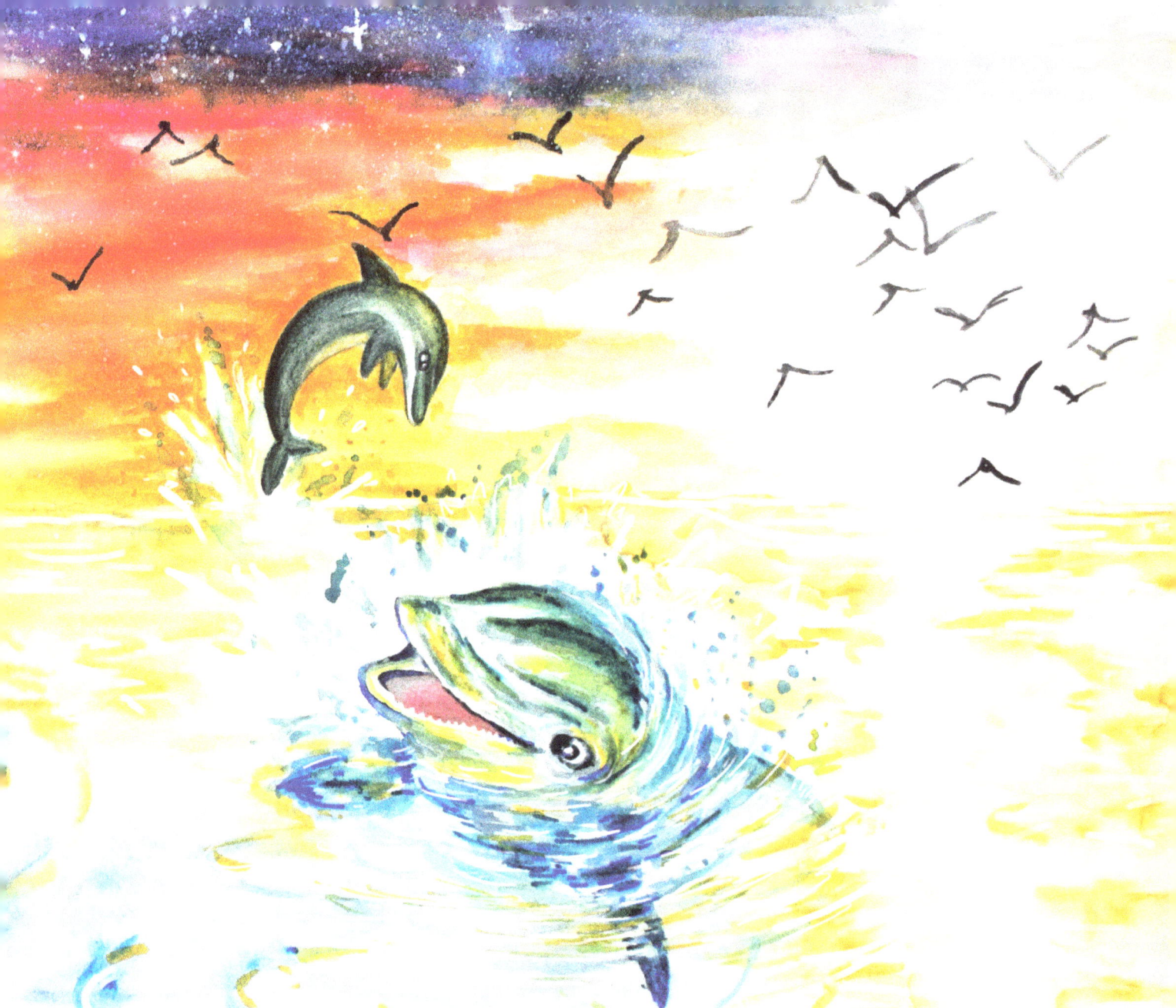

Cuando te sientas mejor, navegaremos a lo largo del mar
y exploraremos sitios lejanos.

Pero, aunque hay muchos lugares que podremos visitar . . .

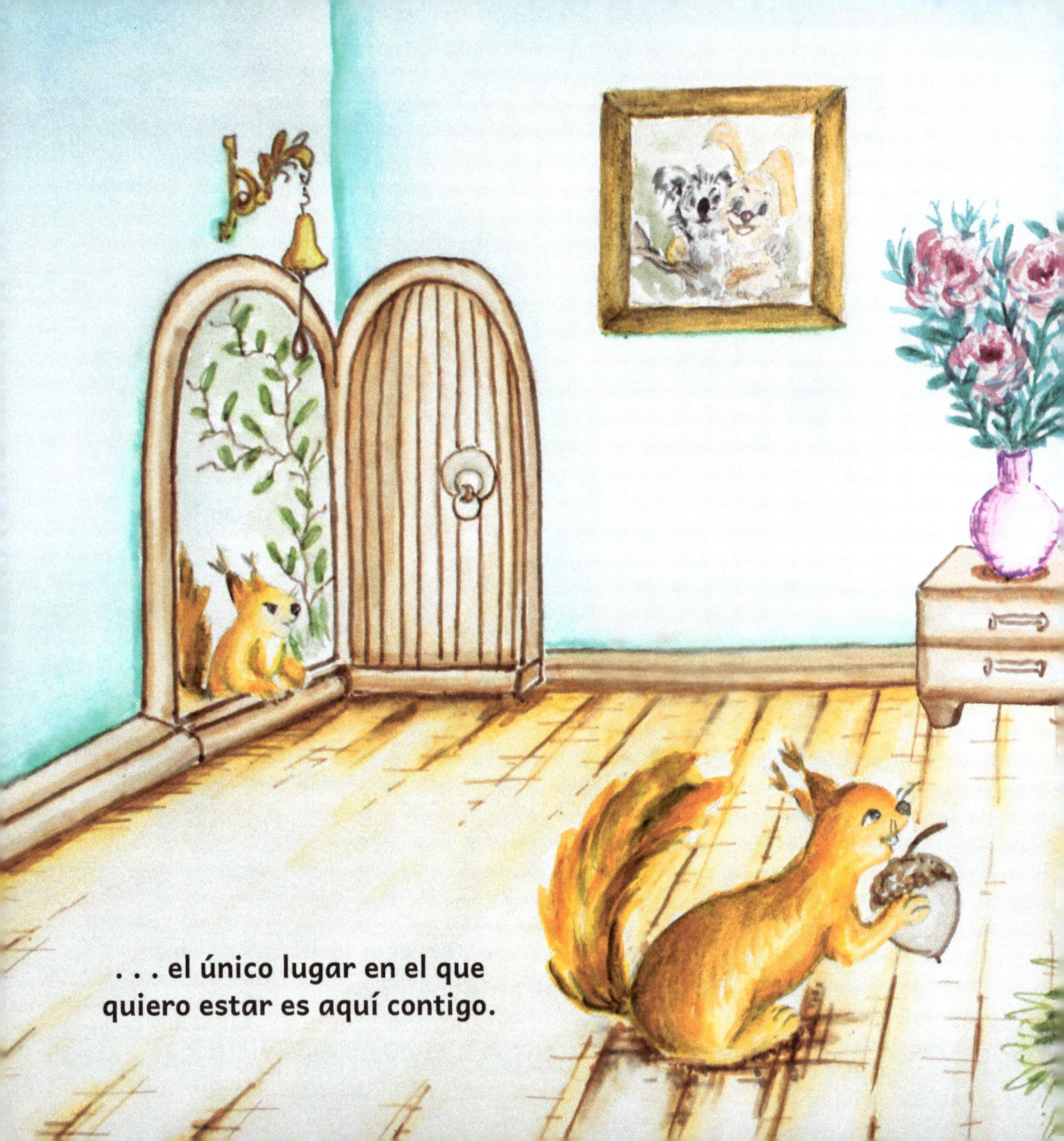

. . . el único lugar en el que
quiero estar es aquí contigo.

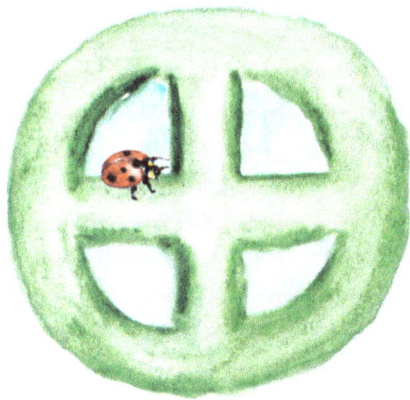

Mi vida es mucho mejor cuando estás a mi lado. Aquí estoy para animarte, para lo que necesites.

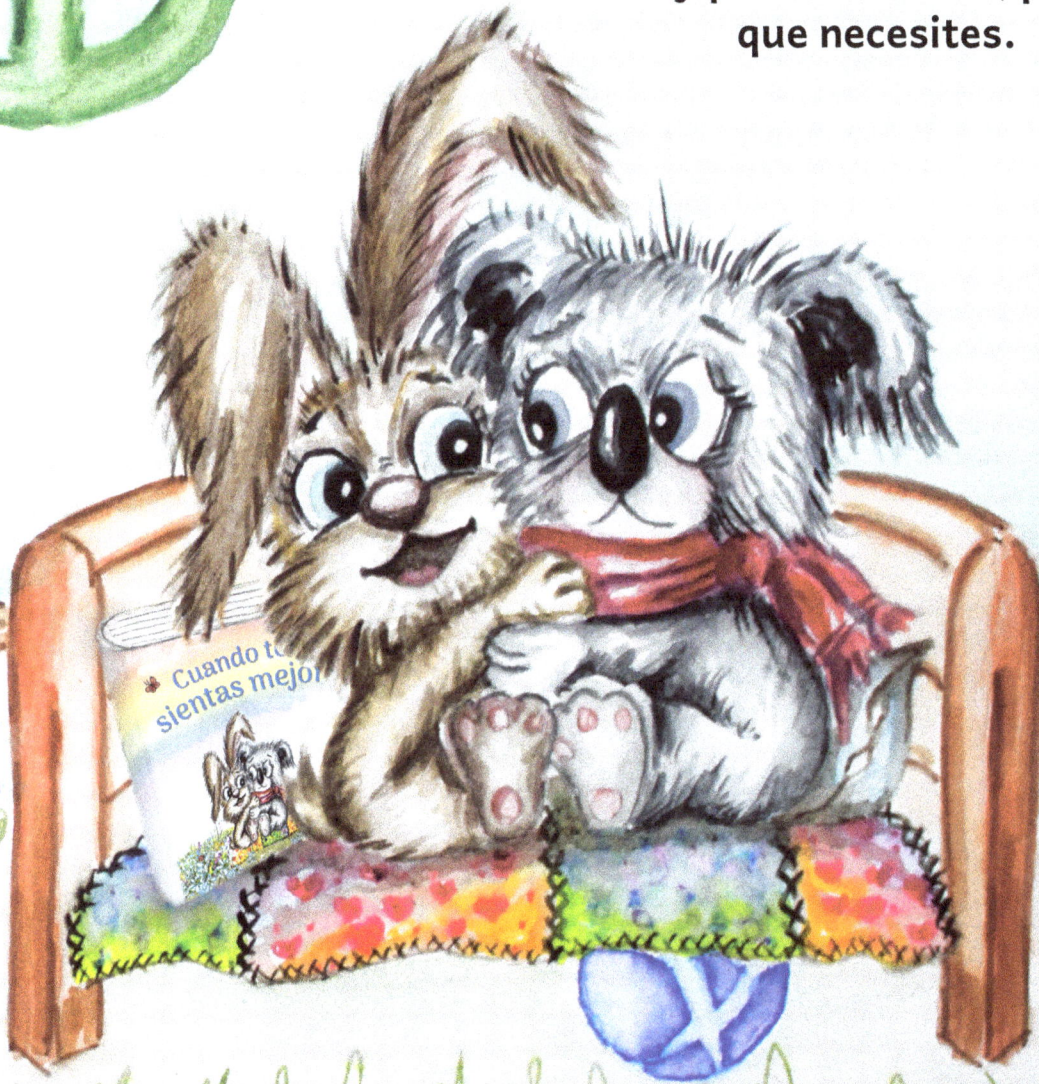

Y cuando te sientas mejor, haremos un trato.

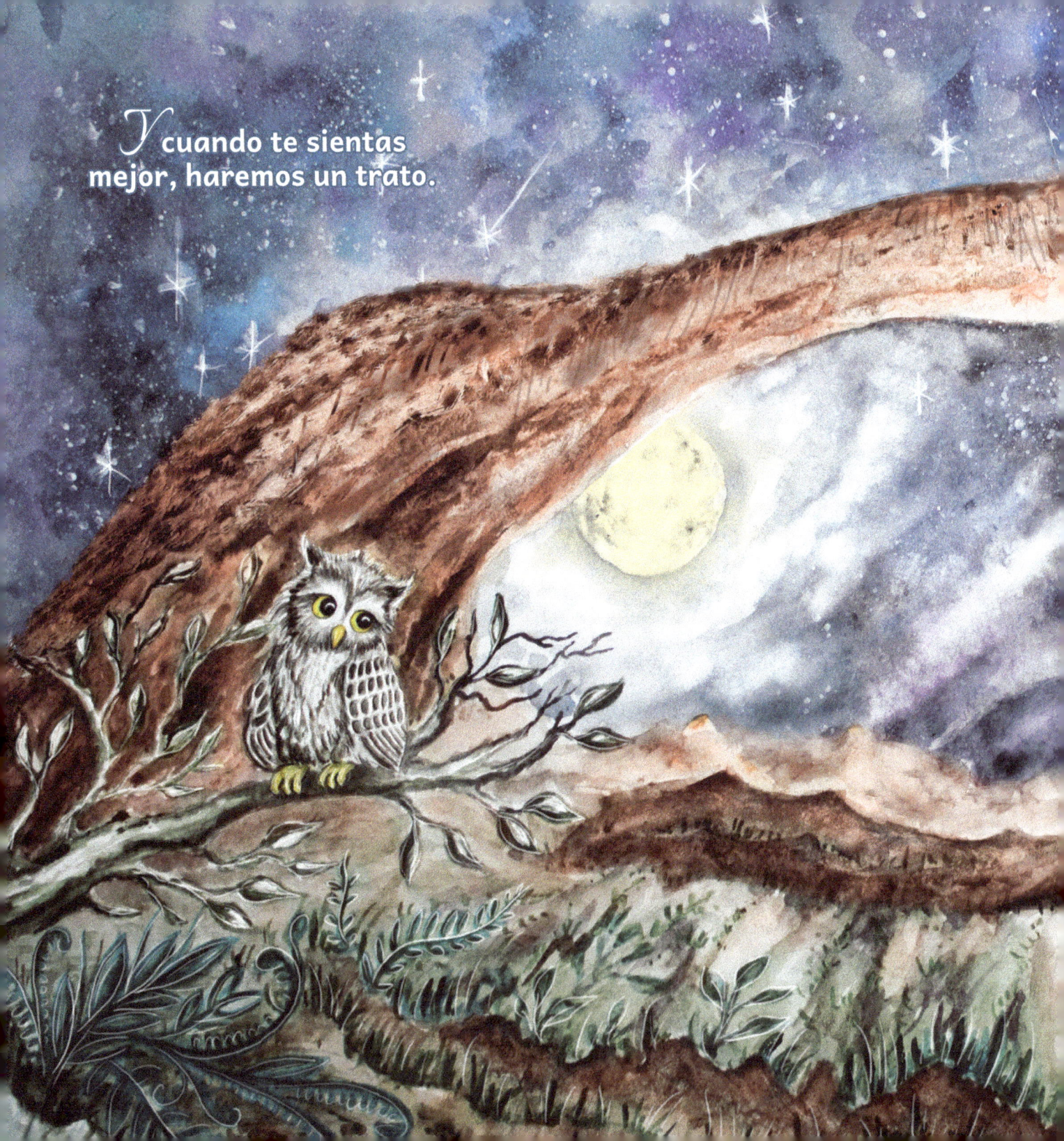

Tendremos aventuras y nuestros sueños se harán realidad.

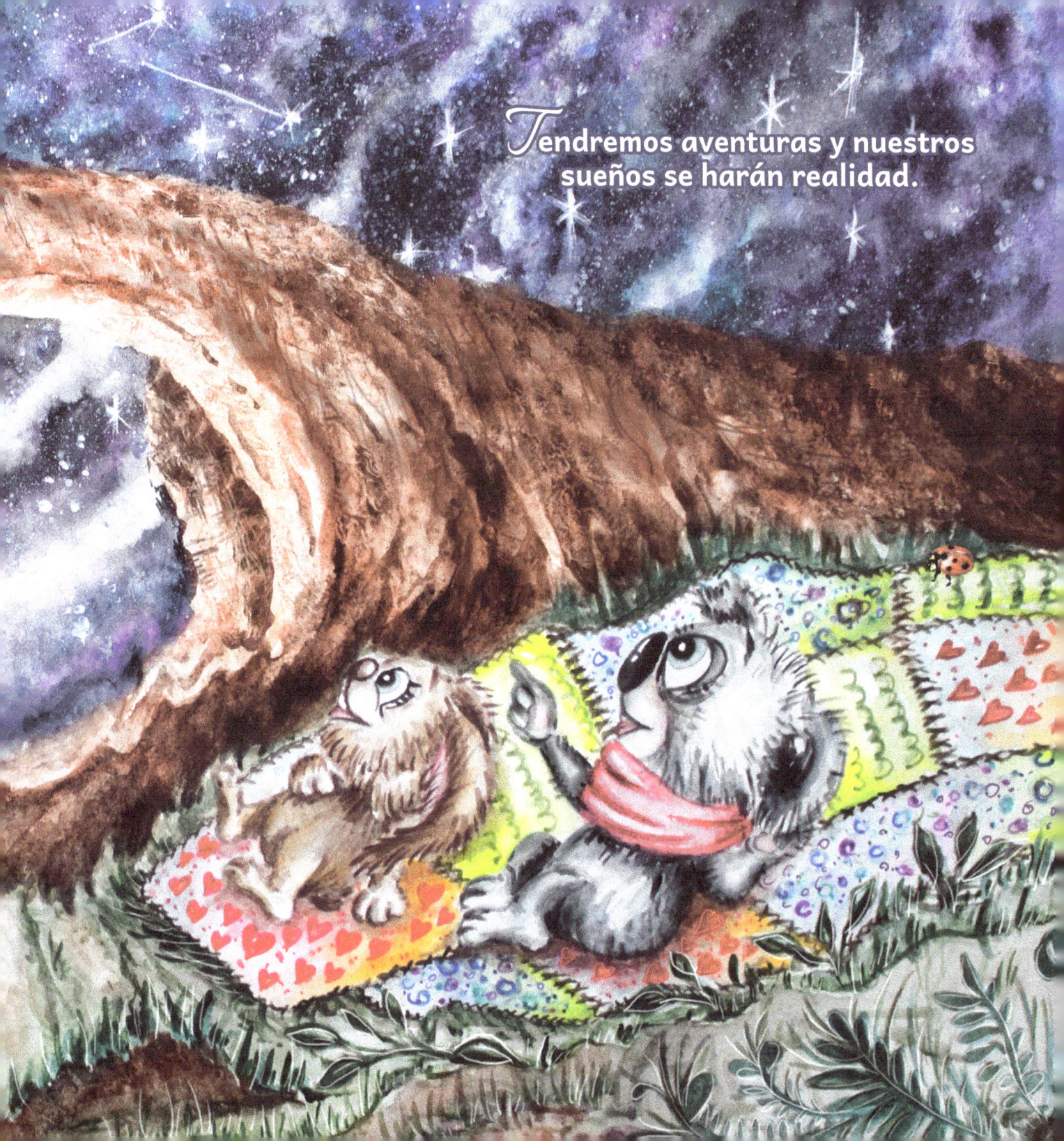

*D*edicado a mi madre. Se lo escribí para expresarle los sentimientos que yo tenía cuando ella luchaba contra el cáncer.

—MB

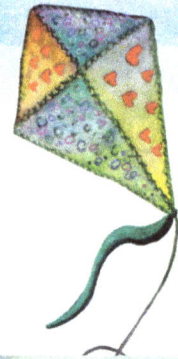

Encuentra el patrón de la cobija y una mariquita escondida en cada página.

Contest Winners

Nos gustaría agradecer a todos los que participaron en nuestro concurso y estamos orgullosos de compartir que Zippy, Zoey y Chloe tuvieron la oportunidad de ser incluidos en este libro.

Lea la historia nuevamente y vea si puede encontrarlos.

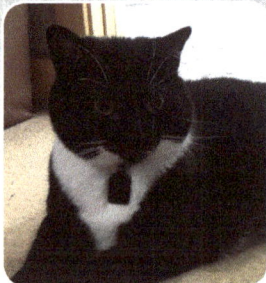

Zippy

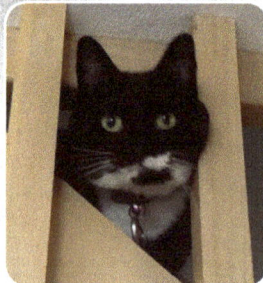

Zoey

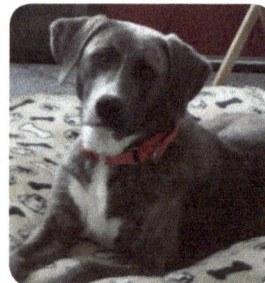

Chloe

Sobre la autora:

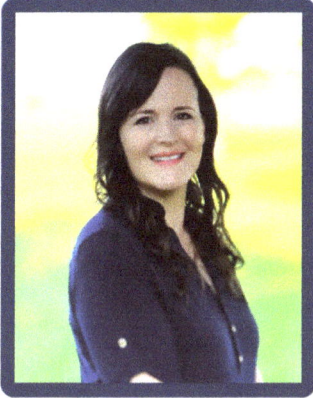

*M*isty Black es esposa y madre de tres hijos increíbles. Juntos, disfrutan de hacer caminatas, jugar juegos de mesa y jugar con su nuevo cachorro, Pepper.

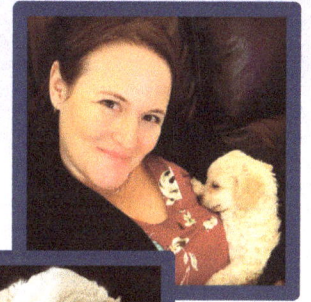

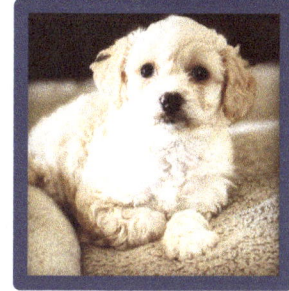

Nota de la autora:

"Me encanta saber de mis lectores. Por favor considera enviarme un correo electrónico o dejar una reseña honesta. Aprecio mucho su apoyo".

mistyblackauthor@gmail.com

Sigue a Misty 📷 f 📌 @mistyblackauthor
Para recibir promociones, visiten a berrypatchpress.com.

Sobre la ilustradora:

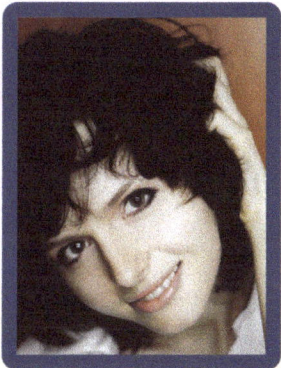

*E*l arte, la pintura y la creatividad son la vida de Marina. Le encanta dibujar desde el momento en que aprendió a sostener un lápiz. Le encanta tomar fotografías, tocar el piano, hacer álbumes de recortes y arreglar flores.

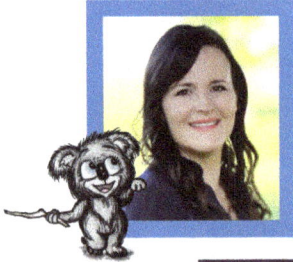

Libros por la autora Misty Black

Berry Patch Press

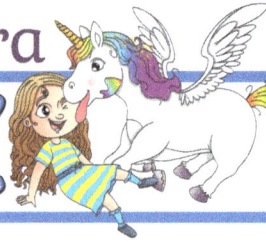

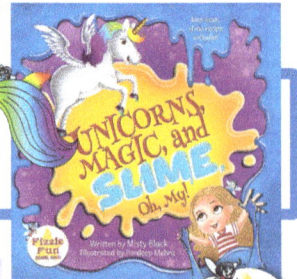

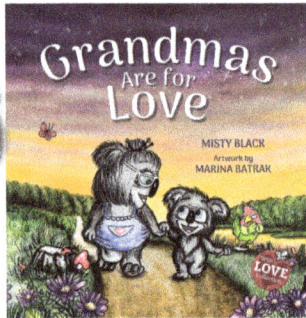

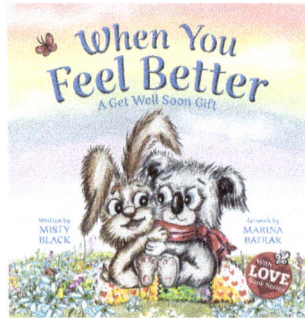

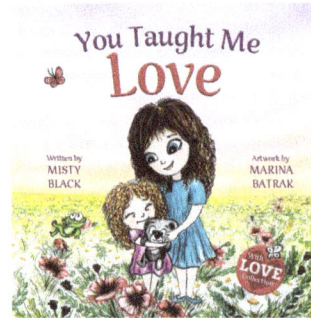

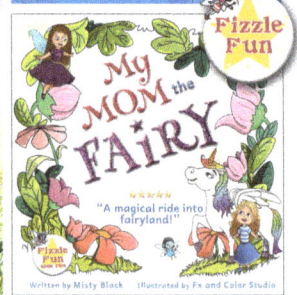

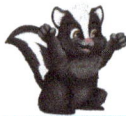

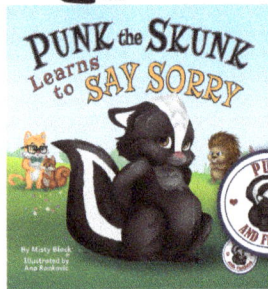

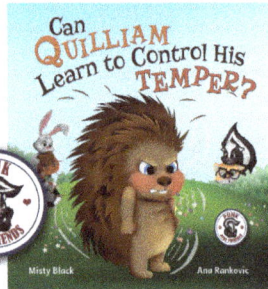

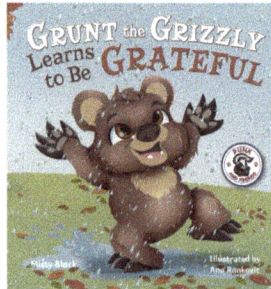

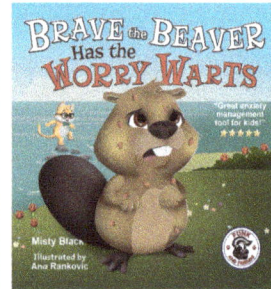

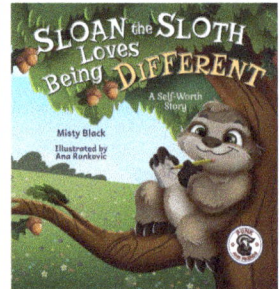

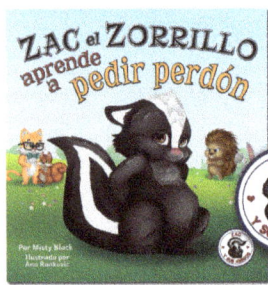

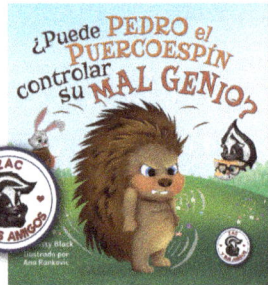

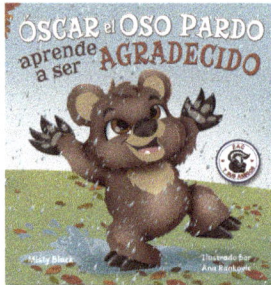

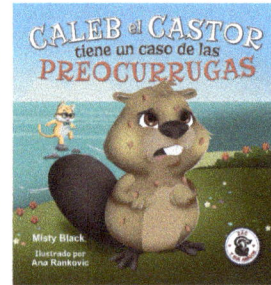

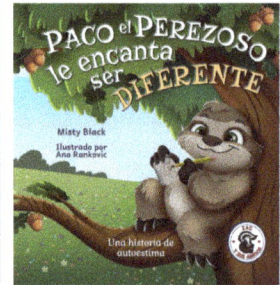

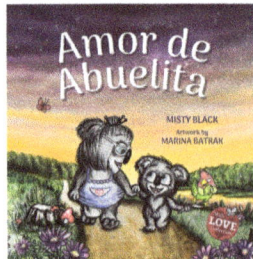

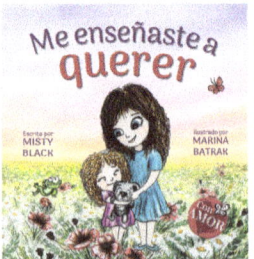

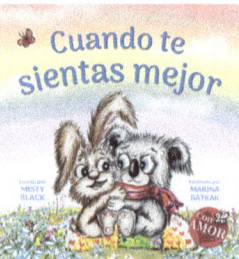

UNICORNS, MAGIC, and SLIME Oh, My!
Written by Misty Black
Fizzle Fun

Grandmas Are for Love
MISTY BLACK
Artwork by MARINA BATRAK
With LOVE Collection

When You Feel Better
A Get Well Soon Gift
Written by MISTY BLACK
Artwork by MARINA BATRAK
With LOVE Collection

You Taught Me Love
Written by MISTY BLACK
Artwork by MARINA BATRAK
With LOVE Collection

My MOM the FAIRY
Fizzle Fun
"A magical ride into fairyland!"
Written by Misty Black
Illustrated by Fx and Color Studio
Fizzle Fun

PUNK the SKUNK Learns to SAY SORRY
By Misty Black
Illustrated by Ana Rankovic
PUNK AND FRIENDS

Can QUILLIAM Learn to Control His TEMPER?
Misty Black
Ana Rankovic

GRUNT the GRIZZLY Learns to Be GRATEFUL
Misty Black
Illustrated by Ana Rankovic

BRAVE the BEAVER Has the WORRY WARTS
"Great anxiety management tool for kids!" ★★★★★
Misty Black
Illustrated by Ana Rankovic

SLOAN the SLOTH Loves Being DIFFERENT
A Self-Worth Story
Misty Black
Illustrated by Ana Rankovic

ZAC el ZORRILLO aprende a pedir perdón
Por Misty Black
Ilustrado por Ana Rankovic
ZAC Y SUS AMIGOS

¿Puede PEDRO el PUERCOESPÍN controlar su MAL GENIO?
Misty Black
Ilustrado por Ana Rankovic
ZAC Y SUS AMIGOS

ÓSCAR el OSO PARDO aprende a ser AGRADECIDO
Misty Black
Ilustrado por Ana Rankovic

CALEB el CASTOR tiene un caso de las PREOCURRUGAS
Misty Black
Ilustrado por Ana Rankovic

PACO el PEREZOSO le encanta ser DIFERENTE
Misty Black
Ilustrado por Ana Rankovic
Una historia de autoestima

Amor de Abuelita
MISTY BLACK
Artwork by MARINA BATRAK
With LOVE Collection

Me enseñaste a querer
Escrita por MISTY BLACK
Ilustrado por MARINA BATRAK
Con AMOR

Cuando te sientas mejor
Escrito por MISTY BLACK
Ilustrado por MARINA BATRAK
Con AMOR

berrypatchpress.com

Email
mistyblackauthor@gmail.com
for virtual school visits in English.

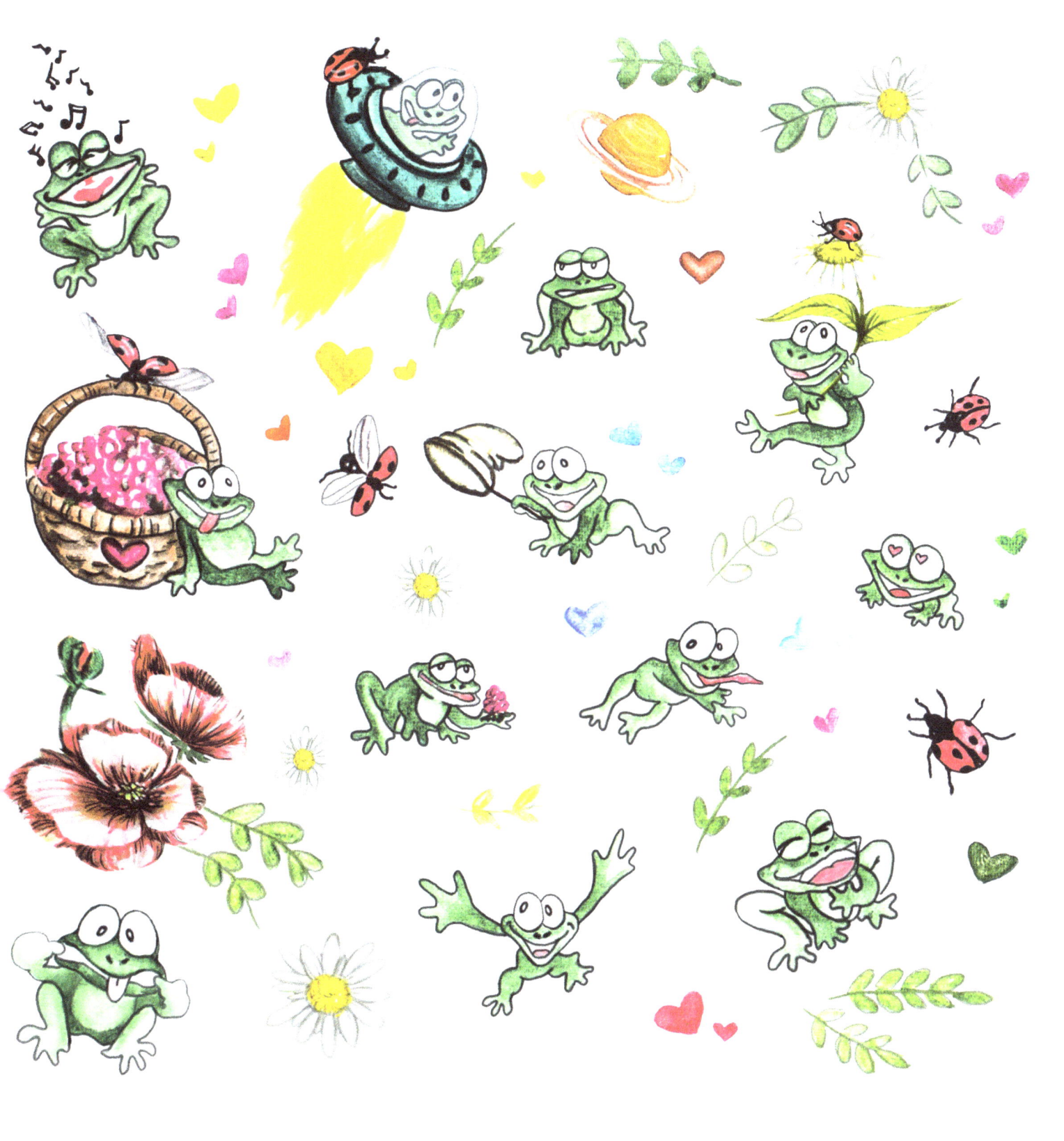

www.ingramcontent.com/pod-product-compliance
Lightning Source LLC
Chambersburg PA
CBHW042344030426
42335CB00030B/3449